Bettina-Nicola Lindner

Rhodiola rosea

Mehr Energie, Widerstandskraft
und Leistungsfähigkeit mit dem
Stress-Schutz der Rosenwurz

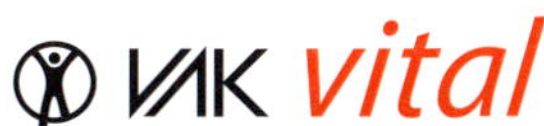

VAK Verlags GmbH
Kirchzarten bei Freiburg

Hinweis des Verlags
Dieses Buch dient der Information über Möglichkeiten der Gesundheitsvorsorge und Selbsthilfe. Wer sie anwendet, tut dies in eigener Verantwortung. Die Autorin und der Verlag beabsichtigen nicht, individuelle Diagnosen zu stellen oder Therapieempfehlungen zu geben. Die Informationen in diesem Buch sind nicht als Ersatz für professionelle Hilfe bei gesundheitlichen Problemen zu verstehen.

Bibliografische Information der Deutschen Nationalbibliothek
Die Deutsche Nationalbibliothek verzeichnet diese Publikation in der Deutschen Nationalbibliografie; detaillierte bibliografische Daten sind im Internet unter http://dnb.d-nb.de abrufbar.

VAK Verlags GmbH
Eschbachstr. 5
79199 Kirchzarten
Deutschland
www.vakverlag.de

Coverfoto: flowerphotos/Alamy Stock Photo
Coverdesign: Hugo Waschkowski
Reihenlayout: Karl-Heinz Mundinger, VAK
Satz: Goar Engeländer, www.dametec.de
Druck: MediaPrint GmbH, Paderborn
Printed in Germany
ISBN: 978-3-86731-201-1

Inhalt

Vorwort 8

Kraftpflanze der Wikinger:
Geschichte und Vorkommen der *Rhodiola rosea* 12

Allgegenwärtiger Stress
und die Gegenmittel – Adaptogene 19

Rhodiola, ein hoch wirksames Adaptogen –
was heißt das? 31

Die einzigartigen Wirkstoffe der *Rhodiola rosea* 39

Stressanpassung und Stressreduktion 45

Stärkung für Gedächtnis und Konzentration 49

Hilfe bei chronischer Müdigkeit, Burn-out
und Schlafstörungen 53

Schutz vor Herzerkrankungen 59

Unterstützung der Abwehr von Krebs 63

Hilfe bei psychischen Störungen 64

Verbesserung der Sexualfunktionen 71

Gut bei Höhenkrankheit und COPD 73

Steigerung der körperlichen Leistungsfähigkeit und
sportlichen Fitness 75

Gewichtsreduktion und Fettverbrennung 77

Einnahme und Dosierung 80

Mögliche seltene Nebenwirkungen und Kontraindikationen 83

Gesunde Rezepte mit Rosenwurz 86

Feinstoffliche Wirkungen von *Rhodiola rosea* 91

Extra: Was sonst noch gegen Stress hilft 98

Ausklang 103

Quellen und empfohlene Literatur 105

Bildquellenverzeichnis 108

Über die Autorin 109

Für meinen Vater
Danke für alles!

„Die Leute", sagte der kleine Prinz, „schieben sich in die Schnellzüge, aber sie wissen gar nicht, wohin sie fahren wollen. Nachher regen sie sich auf und drehen sich im Kreis ..."
Und er fügte hinzu: „Das ist nicht der Mühe wert ..."

Antoine de Saint-Exupéry in: *Der kleine Prinz*

Vorwort

Grundsätzlich ist Stress ja etwas Gutes, Gesundes – eine sinnvolle Einrichtung der Natur, die uns vor Gefahr schützen soll. In der Frühgeschichte der Menschheit waren unsere Vorfahren sicher heilfroh, wenn ihnen auf der Jagd ein Löwe oder Eber begegnete und sie nach dem ersten Schrecken schnell diese unbändige Kraft entwickeln konnten, um beherzt anzugreifen oder erfolgreich die Flucht zu ergreifen. Die Stresshormone waren damals wie heute überlebensnotwendig. Doch ihre Auslöser und Aufgaben haben sich radikal verändert. Heute müssen wir nicht mehr vor wilden Tieren davonlaufen oder unseren Stamm vor Feinden oder Unwetterkatastrophen schützen – heute sitzen wir bei Stress oft zähneknirschend und stocksauer am Schreibtisch – und können weder vor noch zurück, wenn Gefahr auftaucht (zum Beispiel Mobbing, Angst vor Jobverlust). Wir müssen den Stress oft einfach nur aushalten, ohne ihn mit Flucht oder Kampf „ausleben“ und auflösen zu können. Und das macht ihn so gefährlich und ungesund.

Stress ist heute einer der Hauptfaktoren für die sogenannten „Zivilisationskrankheiten“. Durch das Unterdrücken unserer Instinkte und das Gefühl, Dinge aushalten zu müssen, gegen die wir uns eigentlich zur Wehr setzen möchten, gehen wir in die Erstarrung. So bleibt die nicht ausagierte Kraft und Aggression in unserem Körper stecken, beeinträchtigt unsere Gesundheit und unsere Seele und macht viel zu viele Menschen langfristig krank.

Stress ist – indirekt – die Krankheitsursache Nummer eins und damit auch die häufigste Todesursache in der heutigen Welt. Stress öffnet der Krankheit und der Schwächung des

Seelischen, also unserer Psyche, Tür und Tor. Er ist verantwortlich dafür, dass die Regelkreise im Körper aus dem Takt geraten und die Balance sich verschiebt in Richtung von Krankheit, Erschöpfung, aber auch von Mutlosigkeit und Versagen.

Stress verändert unser Denken, unsere Handlungen, unsere Gesundheit, unser ganzes Miteinander. Wir machen Fehler, treffen falsche Entscheidungen, stoßen andere Menschen vor den Kopf und vergessen uns selbst und all das, was uns guttut.

Stress schadet uns und der Gesellschaft. Stress verhindert, dass wir Erfolg haben, uns gut fühlen und mit uns und der Welt in Frieden kommen können.

75 bis 90 Prozent aller Arztbesuche sind nach Angaben eines amerikanischen Stressforschungsinstituts auf Erkrankungen im Zusammenhang mit Stress zurückzuführen. Um mit diesen Beschwerden fertig zu werden, nehmen allein die Amerikaner jährlich fünf Milliarden mal Beruhigungsmittel ein, fünf Milliarden mal Schlafmittel und drei Milliarden mal Aufputschmittel ... Tendenz steigend: Was für eine Bilanz der sogenannten Leistungsgesellschaft!

Stress abzubauen und zu vermindern ist heute wahrscheinlich das Wichtigste, was jeder von uns tun kann, um länger, gesünder, glücklicher und authentischer zu leben und sein Potenzial zu entfalten.

Und dennoch entkommt man dem Stress heutzutage kaum. Nicht jeder kann als Aussteiger in den Wald ziehen, auf einer fernen Insel eine Strandkneipe eröffnen, als Bestsellerautor auf Neuseeland oder als Weiser in einem indischen Ashram leben. Wer hierzulande mit dem ganz normalen Alltagswahnsinn klarkommen will, muss sich an den Stress sozusagen „heranlieben“ (mit Mentaltechniken oder Meditation) oder er kann ihn im Sportstudio ausagieren oder ihn geschickt „austricksen“ – mit der pflanzlichen Hilfe von *Rhodiola rosea*. Das ist mein Tipp für Sie!

Die Rosenwurz hat die Kraft, uns gegen Stress abzuschirmen, und verhindert so überlastungsbedingte Erkrankungen wie Bluthochdruck, Gastritis, Rückenschmerzen oder Burn-out. Gleichzeitig werden Symptome wie Erschöpfung und Müdigkeit gelindert. Rhodiola hilft uns, den Geschehnissen des Alltags gelassener gegenüberzutreten. Uns wirft so schnell nichts aus der Bahn (und die Hormonachsen bleiben in der Balance), wenn die Rosenwurz unser Begleiter ist. Wir „funktionieren" dann besser.

Rhodiola ist ein sogenanntes Adaptogen, also ein Pflanzenstoff, der dem Organismus hilft, sich erhöhten Belastungen „anzupassen". Sie ist sozusagen ein Schutzengel, ein „bester Freund", der immer genau dort hilft, wo gerade Not am Mann oder an der Frau ist. Wer zum Beispiel Stress mit seinem Vorgesetzten hat, kann mit ihrer Hilfe Entspannung „herbeizaubern". Ist der Marathonläufer erschöpft, verschafft ihm die Rosenwurz neue Energiereserven. Will das Abnehmen mit der Diät nicht gelingen, bringt die Rosenwurz Schwung in die Fettverbrennung.

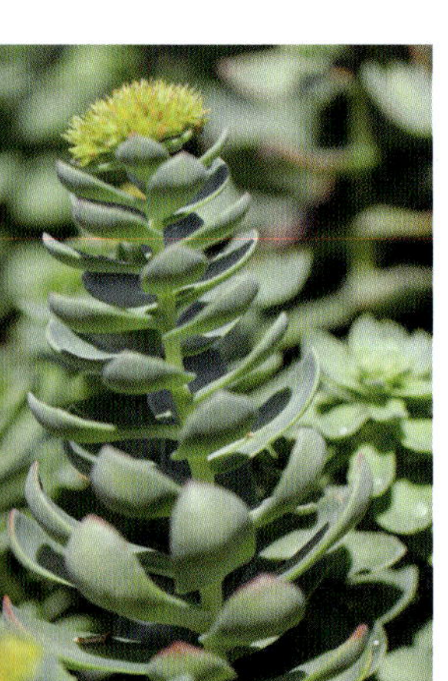

Rhodiola ist aus meiner Sicht ein Geschenk für die heutige Zeit – und eine wertvolle Alternative zu vielen nebenwirkungsreichen Arzneimitteln und Psychopharmaka, die heutzutage verordnet werden. Sie bietet uns ein „All-in-one"-Paket, nicht nur für Kranke, Erschöpfte, Mutlose, sondern auch für die Gesunden unter uns – damit wir die ständigen Herausforderungen auf unserem Lebensweg besser bewältigen und gute Lebensqualität in Form von Zufriedenheit, Leistungsfähigkeit, Ausgeglichenheit und Gesundheit aufrechterhalten können.

Und manchmal, wenn es uns dann doch zu viel wird mit all der Belastung und Ungerechtigkeit, gibt sie uns auch die Kraft und den Mut, uns gegen Unterdrückung oder Manipulation zu wehren oder uns unzumutbaren Umständen zu entziehen, indem wir fliehen – und das wäre ja auch wieder etwas Gutes und Gesundes, wie bei unseren Vorfahren!

Bettina-Nicola Lindner

Anmerkung zu den verwendeten Quellen:
Für die Recherche zu diesem Ratgeber wurden viele deutsche, aber auch englischsprachige, und ursprünglich russische und skandinavische wissenschaftliche Forschungsarbeiten ausgewertet. Die Nennung der Quellen im laufenden Text wurde zugunsten der Lesefreundlichkeit unterlassen. Eine Liste der Texte und Links ist auf Anfrage bei der Autorin erhältlich (per E-Mail: lindner.bettina@t-online.de).

Kraftpflanze der Wikinger: Geschichte und Vorkommen der *Rhodiola rosea*

Sie liebt es kalt und ungemütlich, eine arktische Einzelkämpferin: Die *Rhodiola rosea* (deutsch: Rosenwurz) lebt seit Jahrtausenden auf Felsen, in Felsspalten und Steinlandschaften, an steinigen Quellfluren, auf Wiesen, Straßen, Hochebenen – teilweise auf bis zu 4500 Metern Höhe. Sie ist bestens gerüstet gegen alle Gefahren des harten Lebens. Eine Überlebenskünstlerin, die bereits den Wikingern als „Geheimwaffe" Mut und unbändige Kraft schenkte. Die stärkende Heilpflanze verlieh diesen alten Eroberern Ausdauer, Konzentration und Furchtlosigkeit im Kampf. Die Rosenwurz leistete wertvolle Hilfe auf langen Seereisen und während entbehrungsreicher, eiskalter Winter. Und gleichzeitig sorgte sie auch noch für eine gute Stimmung.

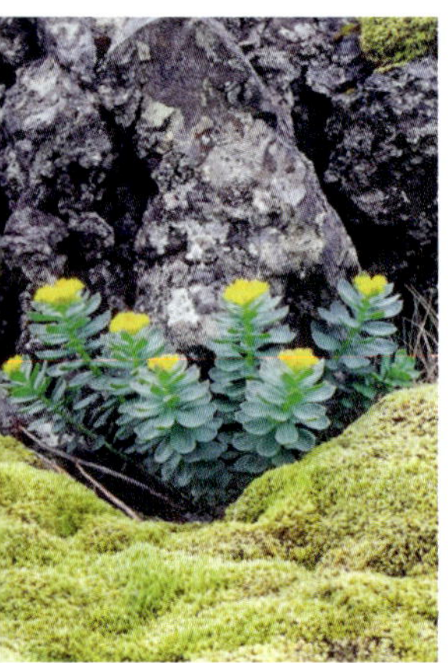

Für viele Menschen aus fernen Ländern ist sie eine alte, bewährte Heilpflanze. In Russland (vor allem in Sibirien), Korea, Japan und China etwa verwendet man die Rosenwurz seit drei Jahrtausenden, um in extremen Situationen, die körperlich, seelisch und geistig herausfordernd sind, Ruhe und inneres Gleichgewicht zu bewahren – aber auch, um erhöhten Anforderungen gerecht zu werden.

Ihre erste medizinische Anwendung geht auf den griechischen Arzt Dioskurides zurück, der im ersten Jahrhundert nach Christus lebte. Er war der berühmteste Pharmakologe des

Altertums und erfasste in seinem Basiswerk der europäischen Pharmazie (*De materia medica*) im Jahr 77 nach Christus etwa tausend volkskundlich verwendete Naturmittel, darunter auch die „rodia riza“.

Die Wurzel duftet nach Rose – daher die Namensgebung

Wegen des rosenartigen Geruchs eines frisch angeschnittenen Wurzelstocks gab der schwedische Botaniker Carl von Linné (1707–1778) der Pflanze den Namen *Rhodiola rosea L.* Dabei steht das L. für Linné. Die Rosenwurz wurde von Linné damals beschrieben als Heilmittel bei Leistenbruch, Scheidenerkrankungen, Migräne und Kopfschmerzen. Die Franzosen und die Schweden setzten *Rhodiola rosea* bereits im 18. und 19. Jahrhundert medizinisch ein. Und in der Zeit zwischen 1775 und

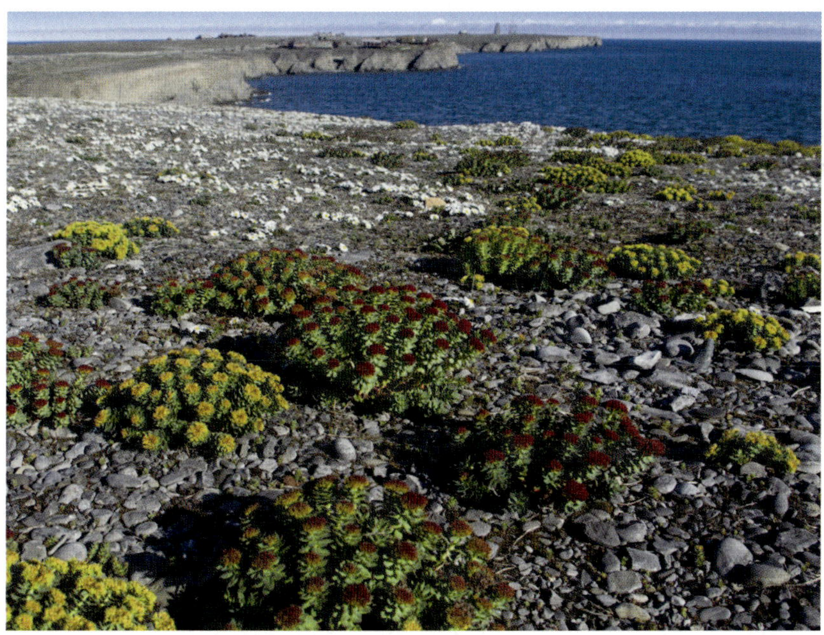

1960 wurden verschiedene Anwendungen mit der Rosenwurz in der wissenschaftlichen Literatur Schwedens, Norwegens, Islands, Russlands, Frankreich und Deutschlands aufgezeichnet.

Auch die TCM (Traditionelle Chinesische Medizin) und der reiche Erfahrungsschatz aus Russland und den nordeuropäischen Ländern bieten fundiertes Wissen über die Wurzel „aus der Kälte“. Seit 1960 wurden bis heute knapp 200 wissenschaftliche Studien zur Rosenwurz veröffentlicht. Da die meisten Texte davon in slawischer oder skandinavischer Sprache veröffentlicht wurden, blieben die Ergebnisse im übrigen Europa zunächst weitgehend unbekannt. Erst in den letzten Jahrzehnten wächst das Interesse an der Rosenwurz auch hierzulande. Die Anzahl der wissenschaftlichen Veröffentlichungen lag allein bei Fachzeitschriften in englischer Sprache im Juli 2014 bereits bei 550 Artikeln.

In Russland und Schweden lange bewährt

Im Jahr 1969 erhielt die Rosenwurz einen festen Platz in der offiziellen russischen Schulmedizin. Das sowjetische Gesundheitsministerium empfahl den medizinischen Einsatz von flüssigem Rosenwurzextrakt (mit 40 Prozent Alkohol) bei chronischer Müdigkeit, Infektionen sowie psychiatrischen und neurologischen Beschwerden. 1975 erhielt der Extrakt die Zulassung als Arzneimittel und wurde von da an in großen Mengen hergestellt – auch zur Prävention für Gesunde, zum Beispiel bei Müdigkeit, zur Verbesserung von Konzentration, Aufmerksamkeit und Erinnerungsvermögen sowie zur Steigerung der Leistungsfähigkeit bei der Arbeit. In Schweden wurde *Rhodiola rosea* im Jahr 1985 als pflanzliches Medizinprodukt gegen Müdigkeit und Abgeschlagenheit eingeführt.

Die Untersuchung der adaptogenen („anpassungsfördernden“) Eigenschaften der Rosenwurz reichen bis in die Anfänge des kalten Krieges zurück. Das sowjetische Verteidigungsministerium war damals auf der Suche nach Mitteln, die die Produktivität und Leistungsfähigkeit der eigenen Wissenschaftler und Astronauten erhöhten. Letztere sollten bei Flügen ins All fähig sein, schwierige Probleme zu lösen und dabei über lange Zeiträume wach und fit zu bleiben. Die Forscher stellten fest, dass Rhodiola nicht nur das Lern- und Erinnerungsvermögen verbesserte. Die „Goldwurz“ beschleunigte auch die Geschwindigkeit und die Genauigkeit, mit der die komplizierten Aufgaben gelöst wurden. Die Fehlerrate war stets niedriger, wenn die Betreffenden zuvor ein Rosenwurzpräparat eingenommen hatten.

1986 konnten russische Wissenschaftler nachweisen, dass *Rhodiola rosea* und auch andere wirksame Arten von Rhodiola die drei Zimtalkoholderivate Rosavin, Rosin und Rosarin enthalten. Sie stammen aus der Gruppe der sogenannten Phenylpropanoide und wurden unter dem Begriff Rosavine zusammengefasst: Je höher deren Gehalt in einem Rosenwurzpräparat ist, desto wirksamer ist es.

Zahlreiche Forschungen sind derzeit noch im Gange – insgesamt aber sind sie vielversprechend. In Deutschland ist die Rosenwurz seit 1. September 2016 als Arzneimittel zugelassen.

Verwendung in der Volksmedizin

Die Kaiser des alten China, ständig auf der Suche nach dem Geheimnis eines langen Lebens und nach Unsterblichkeit, schickten lange Expeditionen nach Sibirien und in die Mongolei, um die Rosenwurz zu sammeln. Sie nannten sie ehrfurchtsvoll

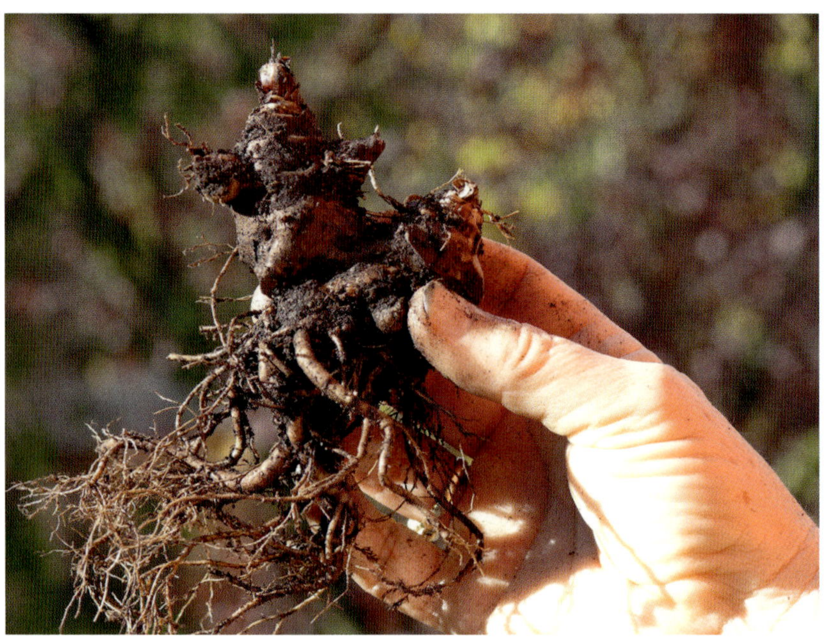

die „Goldene Wurzel“. Rhodiola galt auch bei der Bevölkerung lange Zeit als sehr wertvoll. Jahrhundertelang war bei asiatischen Völkern nur einzelnen Familienmitgliedern bekannt, wo die Wurzel geerntet und extrahiert werden konnte.

In der traditionellen chinesischen Volksmedizin wird Rhodiola verabreicht für Nervenstärkung, Konzentrationsförderung, Steigerung der körperlichen Ausdauer, der Arbeitsleistung und der Lebenserwartung; sie soll Höhenkrankheit verhindern sowie Müdigkeit, Blutarmut, Impotenz, gastrointestinale Beschwerden, Infektionen und nervöse Störungen bekämpfen.

In Mittelasien war der Tee aus Rhodiola während der strengen Winter das probate Mittel gegen Schnupfen, Husten und Erkältung. Im mittelasiatischen Altai-Gebirge ist die Rhodiola (neben der Hirschwurzel) das wichtigste Heilmittel der Region. Sehr viele Menschen dort nehmen regelmäßig Auszüge der

Rosenwurz als Tee oder mit Wodka ein, um ihre Gesundheit zu stärken und ihren Energielevel anzuheben. Im Lappland früherer Zeiten wurde das „Rosenöl“ aus der Wurzel als Mittel gegen Skorbut genutzt und der Sud aus Pflanzenteilen wurde gegen Kopfschmerzen, Rheuma und bei entzündeten Wunden verwendet.

Vorkommen und Anbau

Es gibt mehr als 200 Arten von Rhodiola. Sie ist eine widerstandsfähige Hochgebirgspflanze, die zur Familie der Dickblattgewächse (*Crassulaceae*) gehört. Sie bevorzugt karge Böden und ist sowohl in arktischen Regionen als auch in den alpinen Gebirgsregionen Europas und Asiens zu finden. Es sind die besonders rauen und unwirtlichen Gegenden der Erde, die die Pflanze hervorbringen. An den skandinavischen Klippen wächst diese „Powerpflanze“ genauso wie an den Hängen Islands, Großbritanniens, Nordamerikas oder Russlands – in Sibirien ist sie am meisten verbreitet.

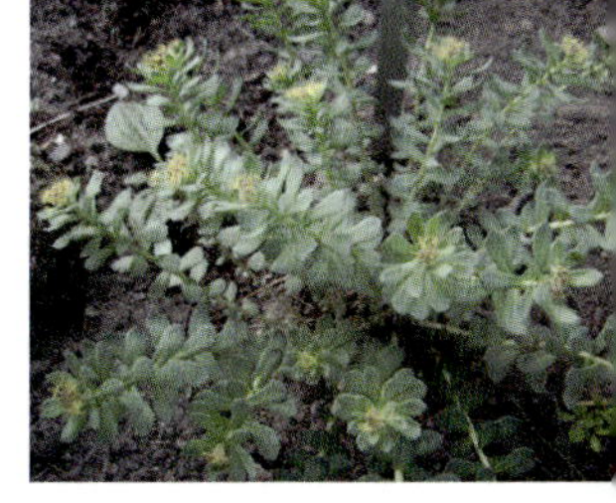

Die Pflanze wird zwischen 10 und 35 Zentimeter hoch und hat einen knollenartigen Wurzelstock, das sogenannte Rhizom. Daraus wachsen Stiele mit blaugrünen, fleischigen Blättern. Die Rosenwurz ist eingeschlechtlich. Die männlichen Blüten unterscheiden sich mit ihrer typisch gelbgrünen bis leuchtend gelben und häufig rötlichen Farbe von den wesentlich kleineren weiblichen Blüten mit gelblich-grüner Farbe. Die anfangs grünen, später purpurnen Balgfrüchte färben sich zur Reifezeit braunrot. Während der Vegetationsphase zwischen Mai und September entwickelt die Rosenwurz ihren typischen Rosenduft in der Wurzel.

International hat die Anti-Stress-Pflanze verschiedene Namen, zum Beispiel: *Rhodiola rosea*, Rosenwurz, Sibirischer Rosenwurz, Arktische Wurzel, Goldene Wurzel, Goldwurzel, *golden root*, Rosenrod, *arctic root*, *Sedum rhodiola*. In der Literatur wird die Rosenwurz sehr selten auch als „der Rosenwurz" (männlich) bezeichnet. Üblich ist jedoch die weibliche Form.

Nur die *wilde* Wurzel wirkt

Von der winterharten Wildpflanze wurde eine anbaufähige Sorte gezüchtet, die inzwischen auch hierzulande wächst. Diese Sorte hat aber bei Weitem nicht die gleiche Heilwirkung. Nur auf herausfordernder freier Wildbahn und unter extremen Klimaverhältnissen kann die Rhodiola ihre wertvollen, hoch konzentrierten Wirkstoffe entwickeln. Wird die Pflanze konventionell angebaut, sind ihre Wirkstoffe in der Wurzel weitaus geringer konzentriert.

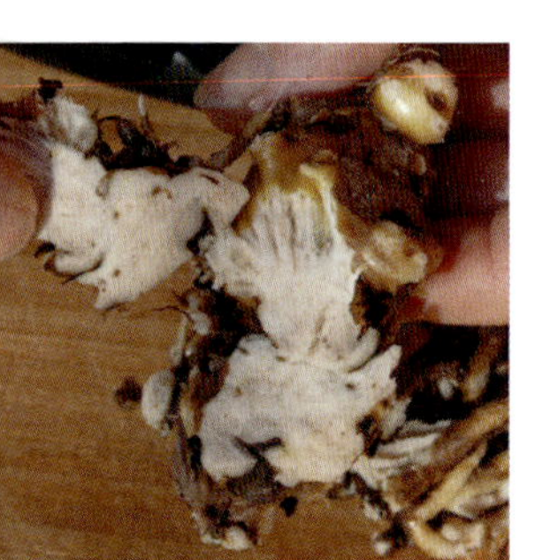

Weil Wildpflanzen aus Wildsammlungen sehr rar sind, sind sie entsprechend teurer als ihre gezüchteten Artgenossen. So sind auf dem Markt zwar viele, aber qualitativ oft schlechtere Rosenwurzpräparate aus Züchtungen zu haben, die nur wenige Wirkstoffe enthalten. Daher ist es wichtig, beim Kauf unbedingt auf die Herkunft und den standardisierten Wirkstoffgehalt der Wurzeln zu achten. Die echte (wilde) *Rhodiola rosea* lässt sich nur so identifizieren: Sie enthält Rosavine und Salisdroid stets im Verhältnis 3 zu 1. (Näheres zu diesen Wirkstoffen im Folgenden.)

Allgegenwärtiger Stress und die Gegenmittel – Adaptogene

Der moderne Mensch wird in einem Tätigkeitstaumel gehalten, damit er nicht zum Nachdenken über den Sinn seines Lebens und der Welt kommt.

Albert Schweitzer

Stress, also die Beanspruchung oder Belastung über Gebühr, ist heute ein viel benutztes Wort. Jeder ist immer irgendwie im Stress. Die Anforderungen der modernen Arbeitswelt, Konkurrenzkampf, Technisierung, steigende Umweltbelastung, Veränderungen im Familiensystem, Partnerprobleme, Mobbing, Geldsorgen, Süchte, Einsamkeit, Arbeitslosigkeit und die damit einhergehende Hoffnungslosigkeit und Unterforderung – all das kann für viele Menschen Stress bedeuten. Der positive Ausgleich in Form von Freundschaften, Hobbys, Sport oder Ausflügen in die Natur wird immer seltener.

Jeder zweite leidet heute unter Dauerstress. Jeder zweite Arbeitnehmer hat Schlafstörungen. Auch Kinder sind schon betroffen: Jedes dritte Schulkind ist von Stress geplagt. Jeder neunte Deutsche erlebt einmal einen Burn-out – Tendenz weiter steigend. Dies parallel zur Stressbelastung, die sowohl von außen kommt als auch innerlich ausgelöst an unserem Nervenkostüm frisst.

Das Burn-out-Syndrom ist *die* neue Zivilisationskrankheit. Dabei ist es – streng genommen – nicht wirklich eine Krankheit, sondern „ein Zustand körperlicher, psychischer und geistiger Erschöpfung, der durch normale Erholungszeiten nicht mehr kompensiert werden kann“, so beschreibt es der Frankfurter

Psychoanalytiker Hansjörg Becker in der FAZ vom 8. März 2010. Die Praxen vieler Psychologen und Psychotherapeuten sind über Monate ausgebucht, die Wartelisten für einen Aufenthalt in einer psychosomatischen Klinik sind endlos.

Psychische Störungen wie Burn-out, Ängste und Depressionen, vielfach ausgelöst durch eine chronische Stressbelastung, gehören auch zu den häufigsten Gründen für Arbeitsunfähigkeit. Jeder Vierte, der zum Beispiel von der Allianz-Versicherung eine Rente wegen Berufsunfähigkeit erhält, erhält sie wegen psychischer Störungen; und die Anzahl dieser „Schadensfälle" hat in den letzten Jahren deutlich zugenommen.

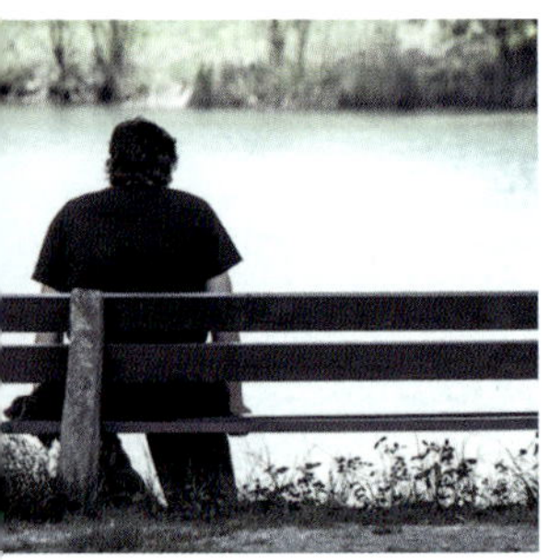

Was ist Stress?

Ein voller Terminkalender
ist noch lange kein erfülltes Leben.

Kurt Tucholsky

Stress bedeutet erhöhte körperliche und geistige Belastung, die zu Anspannung, Erschöpfung und Energieverlust führen kann. Stress ist eine Reaktion des Menschen und seines Körpers auf eine Gefahr, auf eine Störung oder auf seelische Sorgen und Nöte.

Stress ist insofern *normal*, bei Menschen wie bei Tieren. Aber ein Übermaß davon kann uns schaden. Heute ist bekannt, dass die körperlichen Stressreaktionen mehr als 1400 bekannte physikalische und chemische Reaktionen und mehr als 30 verschiedene Hormone und Neurotransmitter benötigen. Die zwei wichtigsten Körpersysteme, die unsere körperlichen Reaktionen auf Stress koordinieren, sind das vegetative Nervensystem, das praktisch sofort reagiert, und das Hormonsystem, dessen Reaktion später einsetzt und länger anhält. Doch auch Organe, die keinem dieser beiden Systeme zuzuordnen sind (wie Magen und Nieren), schütten Hormone aus, um die umfassende Reaktion des Körpers auf Stress zu ermöglichen.

Akuter und chronischer Stress

Die Stressforschung unterscheidet zwei Arten von Stress: den akuten und den chronischen Stress.

Akuter Stress mobilisiert die Immunabwehr vorübergehend und macht uns für den Moment leistungsfähiger – eine positive und sinnvolle Wirkung.

Bei chronischem Dauerstress hingegen ist der Körper in ständiger Alarmbereitschaft. Das hormonelle Gleichgewicht wird verändert und das Immunsystem in seiner Funktion stark beeinträchtigt. Bestimmte Hormone werden dann dauerhaft aktiviert, zum Beispiel das Cortisol, das von der Natur eigentlich nur für den akuten Stress vorgesehen ist. Die Folge: Unsere „Körperpolizei" wird ausgeschaltet. Der Stress entzieht unserem Körper Energie und schwächt ihn, die normale Funktionsweise wird reduziert. Negative Emotionen gewinnen an Bedeutung und Muskelverspannungen nehmen zu.

Falls Stress wegen privater oder beruflicher Probleme in dieser Weise chronisch wird, schlägt sich das dauerhaft negativ auf den Körper und die Seele nieder. Der Körper ist ab einer bestimmten Stressschwelle nicht mehr in der Lage, den Stress täglich durch Schlaf, Ruhepausen und Ähnliches auszugleichen. Bei einer unvermindert anhaltenden erhöhten Adrenalin- und Cortisolausschüttung bleibt unsere Leistung immer mehr zurück – und wir werden ernsthaft krank.

Wenn Stress „hausgemacht" ist

Unser Körper unterscheidet nicht, ob der Stress durch *äußere* Faktoren ausgelöst wird (zum Beispiel Arbeitsüberlastung und gleichzeitiges Mobbing) oder ob er „hausgemacht", durch *innere*, psychische Faktoren verursacht ist. Er reagiert bei Stress immer gleich. *Innere* Stressfaktoren wie Versagensängste, geringe Belastbarkeit, Minderwertigkeitskomplexe, Eifersucht, übersteigertes Verantwortungsgefühl, überhöhte Ansprüche, unerfüllte Wünsche und Erwartungen schlagen genauso zu Buche wie *äußere* Stressoren, etwa die Trennung vom Partner, Arbeitsplatzverlust, finanzielle Sorgen oder Todesfälle im engen Familienkreis. Oft kommen die Stressoren sowohl von innen als auch von außen – und dann sind organische, psychosomatische oder psychische Störungen vorprogrammiert.

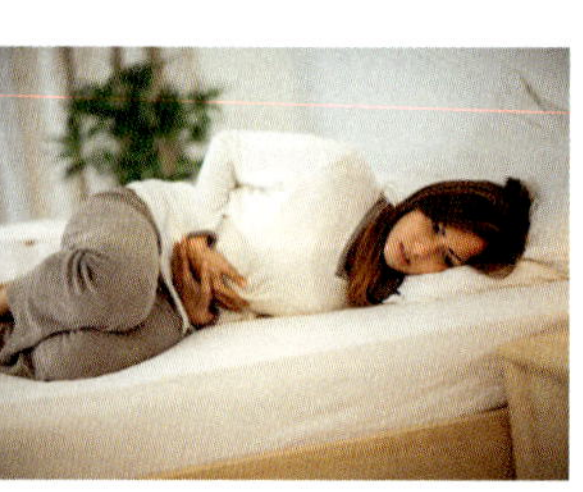

Häufige körperliche Stresssymptome

- Atemprobleme
- Beeinträchtigung der Sinnesorgane (Ohrgeräusche, Sehstörungen)
- Durchblutungsstörungen (kalte Hände und Füße)
- Infektanfälligkeit, Wundheilungsstörungen
- Kreislaufprobleme, Herzrasen, Herzklopfen, Herzstolpern
- Magen- und Verdauungsprobleme
- Mundtrockenheit
- rasche Erschöpfung, Müdigkeit
- Schlafstörungen
- starkes Schwitzen
- Verspannungen, Schmerzen in Rücken, Schulter und Nacken

Häufige seelische Stresssymptome

- Angst und Panik
- Antriebslosigkeit
- Depressionen
- Einsamkeit
- Gefühl der Überforderung
- Hilflosigkeit und Ohnmachtsgefühle
- Hoffnungslosigkeit, Verzweiflung
- Nervosität
- Pessimismus
- Selbstzweifel, Unsicherheit
- Traurigkeit
- Ungeduld, Reizbarkeit
- unkontrollierte Wutanfälle, Aggression
- Unzufriedenheit

Häufige mentale Stresssymptome

- Denkblockaden
- Entscheidungsprobleme
- Gedankenkreisen
- geringes Selbstwertgefühl
- Gleichgültigkeit
- Lernschwierigkeiten
- negative Gedanken und Überzeugungen
- Unkonzentriertheit
- Vergesslichkeit
- Wahrnehmungsstörungen

Burn-out – was ist das?

Der Begriff Burn-out ist zum ersten Mal im Jahr 1974 aufgetaucht. Der amerikanische Psychologe Herbert Freudenberger beobachtete, dass in Drogenberatungsstellen viele zunächst hoch motivierte Mitarbeiter nach wenigen Jahren nur noch abgestumpft und zynisch ihre Arbeit versahen. Dieses Phänomen nannte er „Burn-out-Syndrom". (Nähere Informationen in: Herbert J. Freudenberger, Geraldine Richelson: *Ausgebrannt. Die Krise der Erfolgreichen*, München: Kindler, 1981)

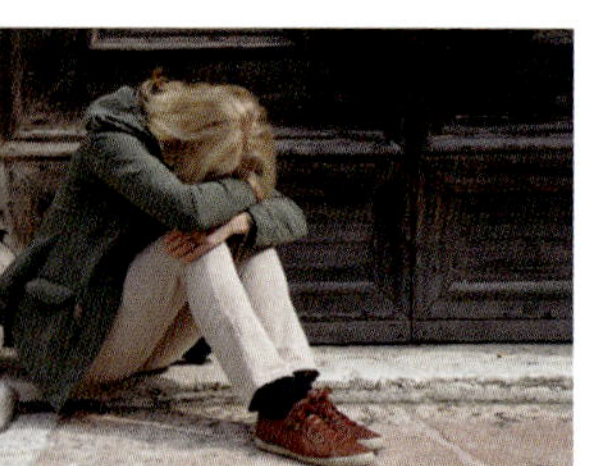

Die „Opfer" sind häufig in den Helferberufen zu finden. Krankenschwestern und Altenpfleger, aber auch Erzieherinnen und Lehrer sind unter den Patienten psychosomatischer Kliniken überproportional vertreten. Nur wer für eine Sache gebrannt hat, kann auch ausbrennen – das bestätigen die Experten. Denn nicht „zu viel Arbeit" ist das Problem, sondern das *Gefühl* dabei. Das Gefühl, überfordert zu sein, ungerecht beurteilt zu werden oder in einer Sackgasse festzustecken – all das bedeutet Stress für die Betroffenen. Und dieses Gefühl setzt dann eine hormonelle Kaskade in Gang (Cortisol, Adrenalin ...); dadurch können sich Stresssymptome wie Kopfschmerzen, Rückenschmerzen, Herzrasen, Konzentrationsschwäche und ähnliche Beschwerden entwickeln.

Die Rolle der Resilienz

Weitgehend verschont vom Burn-out bleiben ausgerechnet jene, von denen man es am wenigsten vermutet hätte: die Manager! Top-Manager sind meistens deshalb so weit gekommen, weil sie auffällig stressresistent sind. Ganz nach oben schafft es nur, wer gut mit Stress umgehen kann, wer also über eine gute sogenannte Resilienz verfügt, sodass einen nichts so schnell in die Stress-Hormon-Spirale hineinziehen kann. Zudem erhalten Top-Manager meist eine angemessene Anerkennung, zum Beispiel durch ein hohes Gehalt, und auch das schützt vor dem Burn-out.

Resilienz

Unter Resilienz versteht man allgemein die Widerstandsfähigkeit gegen Stress. Wörtlich bedeutet Resilienz so viel wie Abprallen, Zurückspringen, die Kraft, mit der man es vom Boden wieder auf die Beine schafft. Resilienz umfasst alle Kräfte, die Menschen aktivieren, um das Leben in guten und in schlechten Zeiten zu meistern. Die Psychologie bezeichnet die Fähigkeit, trotz widriger Bedingungen zu gedeihen, als Resilienz.

Die nachfolgende Geschichte beinhaltet ein schönes Beispiel für selbst verursachten Stress:

Die Geschichte mit dem Hammer

Ein Mann will ein Bild aufhängen. Den Nagel hat er, nicht aber den Hammer. Der Nachbar hat einen. Also beschließt unser Mann, hinüberzugehen und ihn auszuborgen. Doch da kommt ihm der Zweifel: Was, wenn der Nachbar mir den Hammer nicht leihen will? Gestern schon grüßte er mich nur flüchtig. Vielleicht war er in Eile. Aber vielleicht war die Eile nur vorgeschützt und er hat etwas gegen mich. Und was? Ich habe ihm nichts angetan; der bildet sich da was ein. Wenn jemand von mir ein Werkzeug borgen wollte, ich gäbe es ihm sofort. Und warum er nicht? Wie kann man einem Mitmenschen einen so einfachen Gefallen abschlagen? Leute wie dieser Kerl vergiften einem das Leben. Und dann bildet er sich noch ein, ich sei auf ihn angewiesen. Bloß weil er einen Hammer hat. Jetzt reicht's mir wirklich.

Und so stürmt er hinüber, läutet, der Nachbar öffnet, doch noch bevor er „Guten Tag" sagen kann, schreit ihn unser Mann an: „Behalten Sie Ihren Hammer, Sie Rüpel!"

(Aus: Paul Watzlawick: *Anleitung zum Unglücklichsein*, München: Piper, 1983, S. 37)

Das Fazit aus dieser Geschichte lautet für unseren Zusammenhang: Nicht die Tatsache, dass der Mann keinen Hammer hat, verursacht ihm Stress, sondern seine *Gedanken* über die *mögliche* Reaktion des Nachbarn ...

Cortisol senkt die Risikobereitschaft

„Chronischer Stress senkt die Risikobereitschaft gerade dann, wenn sie gefragt ist – in Krisenzeiten. Schuld sei das Stresshormon Cortisol, berichten Forscher." Dies schrieb *Spiegel online* am 18. Februar 2014 unter Berufung auf amerikanische Forscher. Die Forschung ging lange Zeit davon aus, dass die Risikobereitschaft eines Menschen eine konstante Größe sei. Doch nun weiß man: Risikofreude ist abhängig vom Cortisolspiegel im Blut. Nimmt der Stress zu, dann zirkuliert mehr Cortisol im Blut und die Bereitschaft, ein Risiko einzugehen, nimmt ab. Ein möglicherweise folgenreiches Beispiel: In Zeiten wirtschaftlicher Krisen, in denen Manager stark unter Druck stehen, scheuen sie vor riskanten Entscheidungen zurück. Das dokumentierten Wissenschaftler in einer Veröffentlichung der amerikanischen Akademie der Wissenschaften.

In einer Studie mit 36 Probanden zeigte sich demnach: *Akuter* Stress veränderte die Waghalsigkeit der Teilnehmer nicht. Doch unter *Dauerstress* sank ihre Risikobereitschaft fast um die Hälfte. Auch die Fähigkeit, ergebnisorientiert zu denken, nahm unter Stress ab.

Die Sache mit den Gefühlen

Wenn wir den Stress im Griff haben (und nicht er uns), können wir ihn in die Schranken verweisen, können vermeiden, dass er chronisch wird, können unsere Organe schützen, leistungsfähiger und besser gelaunt sein und effektiver arbeiten. Das neuroendokrine System ist dafür zuständig, die Homöostase (das Gleichgewicht) unserer Energie zu wahren. Für die Aufrechterhaltung unserer körperlichen Funktionen ist es unersetzlich.

Nach der traditionellen chinesischen Lehre sind unsere Organe (wie Herz, Leber, Niere) die „Wohnungen“ der Emotionen. Unterstützt jemand seinen Körper mit sogenannten Adaptogenen – wie *Rhodiola rosea* –, hilft er dem Körper auch, mit belastenden Gefühlen besser umzugehen. Und er verhindert so, dass negative Emotionen unseren Organen (insbesondere dem Herzen) Schaden zufügen.

Adaptogene und Medikamente im Vergleich

Adaptogene, auf die im nächsten Kapitel ausführlich eingegangen wird, sind keine spezifischen Medikamente, die gegen ein bestimmtes Beschwerdebild (wie Kopfweh) eingesetzt werden. Sie sind Erzeugnisse der Evolution, die uns helfen, uns an veränderte, oft „verschärfte" Bedingungen in unserem Leben anzupassen.

Adaptogene bauen einen Schutzwall gegen Stress auf und stärken die körpereigene Abwehr (gegen Viren, Parasiten oder auch entartete Körperzellen), von denen wir oft nicht einmal Kenntnis haben. Sie kräftigen den Körper ganz allgemein, verleihen ihm neue Energie, regen die Körperfunktionen an, geben ihm die Kraft, mit Stress umzugehen, Körper- und Gehirnfunktionen im Normbereich zu halten und negative Gefühle zu „entgiften".

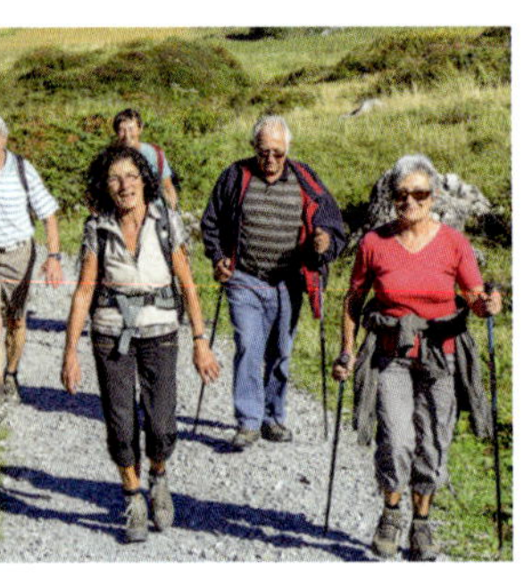

Adaptogene helfen dem Organismus, trotz Raubbau an seinen Ressourcen länger funktionsfähig zu bleiben, und sie wirken dem Alterungsprozess entgegen. Sie sind eine wertvolle Hilfe zur Selbsthilfe. Sie lassen den Körper so optimal arbeiten, wie die natürliche Evolution ihn geschaffen hat. Sie helfen uns, unsere psychischen und körperlichen Ressourcen besser zu nutzen.

Adaptogene verlangsamen das Altern des Körpers, insbesondere des Gehirns. Ihre Aktivität findet genau dort statt, wo im Körper Hilfe benötigt wird, und sie helfen dann zielgerichtet. Ist beispielsweise der Blutdruck zu hoch, wird er normalisiert. Ist der Blutdruck normal, wird alles dafür getan, dass das auch so bleibt.

Diese Wirkung ist sehr wichtig für unsere Gesundheit. Denn Probleme in unserem Körper fangen meist ganz klein an, wir bemerken sie anfangs nicht, wie bei zu hohem oder zu niedrigem Blutdruck. Adaptogene erkennen diese verborgenen „Energieräuber“ schnell und wirken ihnen entgegen, bevor sich ernsthafte gesundheitliche Probleme entwickeln. Sie reparieren, ohne dass wir es merken. Sie helfen vorbeugend, wenn wir uns noch gut fühlen. Und sie halten uns auf einem höheren Energielevel.

Alles dreht sich um die „Stressachse“

Adaptogene wirken auch ausgleichend auf unser Hormonsystem. Dabei ist die sogenannte Hypothalamus-Hypophysen-Nebennierenrinden-Achse (HPA-Achse oder Stressachse) buchstäblich der Dreh- und Angelpunkt. Haben wir Stress, wird die HPA-Achse aktiviert und das Stresshormon Cortisol wird ausgeschüttet. Wird bei Dauerstress eine zu hohe Produktion von Cortisol und anderen Hormonen dieses Regelkreises zwischen Hypothalamus und Nebennieren bewirkt, gerät der Körper aus dem Gleichgewicht. Adaptogene wirken hier ausgleichend und beruhigen auch das überlastete Nervensystem.

Die HPA-Achse oder „Stressachse“ …

… stellt eine komplexe Abfolge von direkten Einflüssen und Feedback-Schleifen zwischen drei Hormondrüsen dar: Hypothalamus, Hypophyse und Nebennieren. Sie ist ein Hauptteil jenes Hormonsystems, das Reaktionen auf Stress kontrolliert und viele Prozesse im Körper reguliert, zum Beispiel Verdauung, Immunsystem, Stimmung, Gefühle, Sexualität, Energiespeicherung und -verwendung.

Hilfe für unsere Weiterentwicklung

Wenn Körper, Seele und Geist in Balance sind, können wir uns weiterentwickeln. Ist eine der Komponenten durch Stress blockiert, bleibt die Entwicklung stehen. Adaptogene können solche Blockaden verhindern und beseitigen. Jedes Adaptogen wirkt einerseits überall und hat andererseits spezielle Schwerpunkte. So ist Rhodiola besonders wirksam für das Gehirn (ein Gehirnstimulans), die Schisandra-Beere zum Beispiel besonders für die Leber. Daher ist es manchmal sinnvoll, mehrere Adaptogene zu kombinieren. Sie wirken auch synergetisch, das heißt, ihr Zusammenwirken bringt einen deutlich erhöhten Mehrwert.

Der Unterschied zu Stimulanzien wie Kaffee

Adaptogene stimulieren und energetisieren, aber sie machen im Vergleich zu Stimulanzien wie Kaffee nicht abhängig. Wer sie einnimmt, unterstützt seinen Körper. Wer sie absetzt, hat keine Entzugserscheinungen. Wer Kaffee trinkt, wird kurzfristig munter – danach aber fällt der Körper wieder in die Müdigkeit zurück, man fühlt sich oft schlechter als vorher. Kopfschmerzen und Konzentrationsmangel kommen zur Müdigkeit dazu. Das schafft eine Abhängigkeit, die bei der Einnahme von Adaptogenen nicht auftritt.

Rhodiola, ein hoch wirksames Adaptogen – was heißt das?

Adaptogene sind Pflanzen und Pilze mit ungewöhnlichen Eigenschaften. Ihre Wirkstoffe unterstützen in ihrem Zusammenwirken (Synergie) den Körper dabei, das Zusammenspiel seiner Organe zu optimieren, sein Immun- und Nervensystem zu stärken, sich zu energetisieren und schädigenden Auswirkungen von innerem und äußerem Stress auf Organe vorzubeugen. Sie verhindern so einen dauerhaften Schaden am Körper.

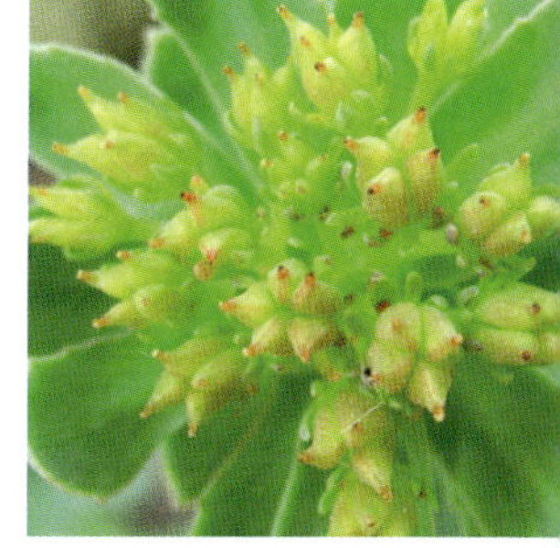

Adaptogene machen den Organismus widerstandsfähiger gegenüber Stressoren. Sie stimulieren die Immunabwehr gegen Krankheitserreger, haben eine Anti-Aging-Wirkung und verleihen dem Körper durch eine Vielzahl bioaktiver Wirkstoffe mehr Vitalität. Sie greifen in den Stoffwechsel der Stresshormone ein und versetzen den Organismus in die Lage, sich Umweltfaktoren gegenüber besser anzupassen. Sie aktivieren sanft unser Stressverarbeitungssystem und befähigen so den Organismus, exogenen Stress besser zu bewältigen. Sie beeinflussen auch unsere Gefühlswelt, indem die Aktivität der „Glückshormone" Dopamin und Serotonin reguliert wird.

Der zugrunde liegende Wirkmechanismus der Substanzen ist bis heute nicht abschließend geklärt. Vermutet wird, dass bestimmte Stoffe in Stresssituationen die körperliche Anpassungsphase verlängern und so die Erschöpfungsphase hinausschieben oder gar nicht erst eintreten lassen.

„Adaptogene wirken normalisierend auf pathologische Zustandsveränderungen im Sinne einer Rückregulation. Eine erhöhte

Belastbarkeit konnte in verschiedenen Tierversuchen eindeutig festgestellt werden. Beim Menschen kommt es zur Verbesserung der maximalen anaeroben körperlichen Leistung sowie des Koordinationsvermögens und der Gedächtnisleistung. (...) Adaptogene können als alleinige therapeutische Maßnahme zusammen mit nichtmedikamentösen Maßnahmen eingesetzt werden. Dadurch können Studien zufolge die Rekonvaleszenz verkürzt und die allgemeine Leistungsfähigkeit erhöht werden. Vergleichbare chemisch-synthetische Arzneimittel sind nicht vorhanden!“ (Schilcher, Kammerer und Wegener 2000)

Adaptogene werden seit Jahrtausenden genutzt

Adaptogene werden seit Langem, teilweise bereits seit Jahrtausenden von Menschen und Tieren genutzt. Die nordamerikanischen Indianer verzehrten zum Beispiel seit Urzeiten regelmäßig den amerikanischen Ginseng. Der Heilpilz *Cordyceps*

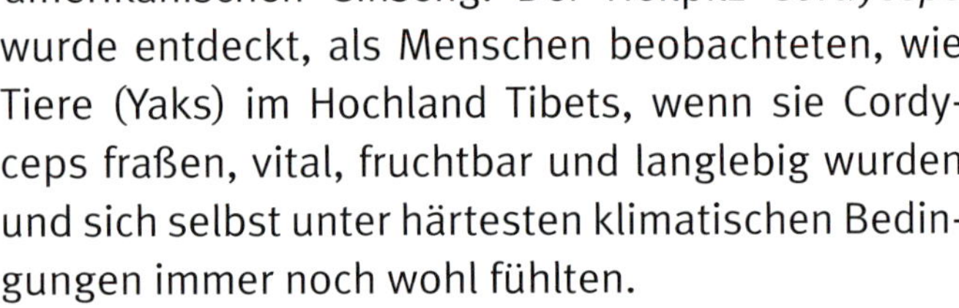

wurde entdeckt, als Menschen beobachteten, wie Tiere (Yaks) im Hochland Tibets, wenn sie Cordyceps fraßen, vital, fruchtbar und langlebig wurden und sich selbst unter härtesten klimatischen Bedingungen immer noch wohl fühlten.

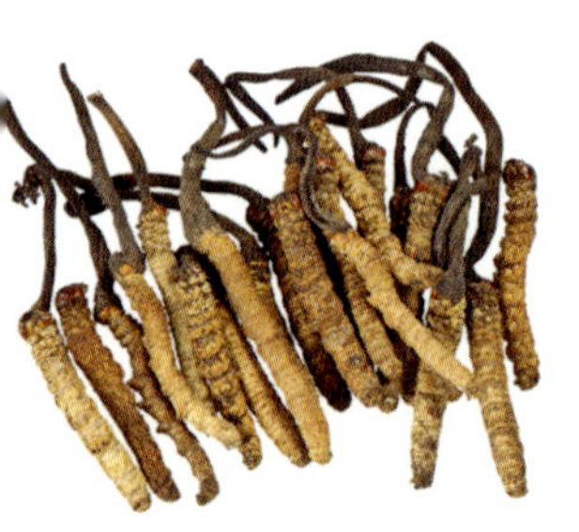

Der Heilpilz *Cordyceps*

Die neueren Erkenntnisse zu Adaptogenen gehen – wie bereits erwähnt – vor allem auf russische Forschungen zurück. Die Wissenschaftler waren auf der Suche nach Pflanzen, die Menschen in körperlichen und seelischen Extremsituationen Hilfe bieten können. Fündig wurden sie hierbei schnell bei Ginseng, Schisandra, Rhodiola und *Eleutherococcus* (Taigawurzel), die im Osten Russlands wuchsen. Getestet wurden die Heilpflanzen an Astronauten, Athleten, Seeleuten und Militärs, die alle hochgradigem Stress ausgesetzt waren. Die Ergebnisse der Studien waren so überzeugend, dass man die

Pflanzen, insbesondere die Rosenwurz, diesen Personengruppen zur regelmäßigen Einnahme empfehlen konnte. Die nachfolgende Forschung der traditionellen Mediziner in Ostasien (China, Japan, Korea, Indien), aber auch in Südamerika und Europa, konnte diese Erkenntnisse bestätigen und die Wirkmechanismen der Adaptogene noch weiter konkretisieren.

Spezialisten aus extremen Klimazonen

Die meisten Adaptogene, die bisher entdeckt wurden, stammen aus Ostasien, Indien und Südamerika. In Europa gibt es bisher keine Heilpflanze mit den klassischen adaptogenen Eigenschaften. Die Vielfalt an Heilpflanzen ist in tropischen und subtropischen sowie in extremen Klimazonen (wie Sibirien oder Tibet) generell unvergleichlich höher als in Europa. In Thailand etwa gibt es mehr als 15 000 verschiedene Heilpflanzen. In Europa sind es nur etwa 3000. Ein weiterer Grund für die stärkere Ausbreitung von Heilpflanzen in extremen Klimazonen ist der Umstand, dass die Anforderungen an Heilpflanzen dort viel anspruchsvoller sind – sodass die Pflanzen auch besondere „Fähigkeiten" entwickeln müssen, um in ihrer Umgebung zurechtzukommen und zu überleben. In gemäßigten Klimazonen wie in Europa benötigt eine Pflanze solche extremen Eigenschaften meist nicht.

Adaptogene sind Multitalente. Im Gegensatz zu „normalen" Heilpflanzen wirken sie nicht spezifisch gegen bestimmte Krankheitssymptome, wie der Salbei zum Beispiel gegen Halsschmerzen wirkt, sondern als „Allrounder" – auf den gesamten Körper, den kranken und auch den gesunden, der Stärkung erfährt. Sie sind so gesehen keine Arzneimittel. Nur sehr wenige Pflanzen genügen den strengen Auswahlkriterien für eine Aufnahme in die Kategorie der Adaptogene.

Die Kriterien für Adaptogene

Damit eine Pflanze oder ein Pilz als Adaptogen bezeichnet werden kann, müssen bestimmte Kriterien erfüllt sein. Die russischen Forscher Dr. Brekhman und sein Lehrer Dr. Nicolai V. Lazarev, der den Begriff Adaptogen bereits im Jahr 1947 einführte, prägten gemeinsam die moderne Adaptogen-Forschung. Lazarev bezeichnete damit Pflanzen, deren Inhaltsstoffe die Resistenz des Körpers gegenüber Stress erhöhen. Als das Forscherteam der beiden an der *Siberian Academy of Sciences* annähernd 160 Heilpflanzen aus der Sowjetunion, aus Europa und Asien untersuchte, legten sie die Kriterien für „echte Adaptogene" fest:

- Die Pflanze ruft eine unspezifische Abwehr- oder Anpassungsreaktion hervor. Zusätzliche spezifische Wirkungen sind möglich.
- Die Anwendung der Pflanze wirkt sich positiv auf Stressoren physischer, chemischer, strahlungsmäßiger, akustischer und biologischer Art aus.
- Die Pflanze harmonisiert Körperfunktionen, die aufgrund von Stress und Überforderung aus der Balance geraten sind (homöostatische Funktion).
- Die Pflanze sorgt dafür, dass der Körper entsprechend der Stresssituation reagiert. Die Regeneration der Nebennierenfunktion wird unterstützt.
- Die Pflanze selbst muss völlig unschädlich sein, ihre Anwendung darf keine oder nur ganz geringe Nebenwirkungen haben.

Nur vier von 160 untersuchten Pflanzen schafften es, diese Kriterien zu erfüllen:

1. Rosenwurz (*Rhodiola rosea*)
2. Taigawurzel oder sibirischer Ginseng (*Eleutherococcus senticosus*): Dieser „sibirische Ginseng" wird in China bereits seit 2000 Jahren verwendet. Eine Pflanze für die Ertüchtigung des Körpers einschließlich des Gehirns. Wirkt ausgleichend – besonders für das Immunsystem älterer Menschen geeignet.

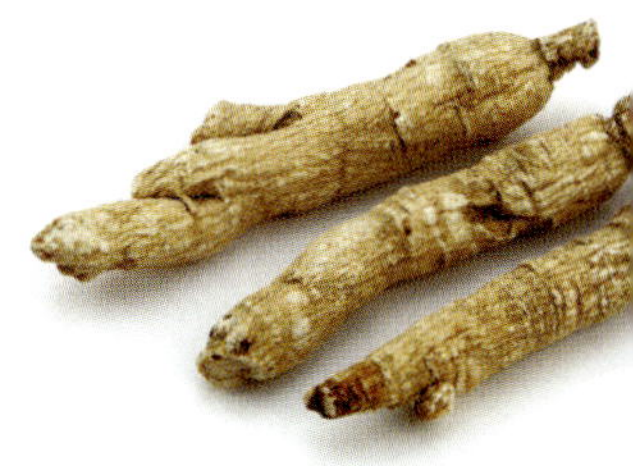
Sibirischer Ginseng

3. Asiatischer oder koreanischer Ginseng (*Panax Ginseng*): Das bisher am meisten erforschte Adaptogen aus China. Belebt die Nebennierenrinde und bringt die Hormone ins Gleichgewicht.
4. Maral- oder Hirschwurzel (*Rhaponticum carthamoides*): Stammt aus Sibirien (Altaigebirge). Wohltuende Wirkung auf das zentrale Nervensystem, ideales Stärkungsmittel, auch bei Depressionen und Müdigkeit; gut für den Stoffwechsel und bei Diabetes.

Später kamen zwei weitere hinzu:

5. Schisandra (*Schizandra chinensis*): Aus China seit Jahrtausenden bekannt. Hilft dem Körper, sich auf Stress einzustellen, stärkt Gedächtnis, Vitalität und die Leber; hat eine Anti-Aging-Wirkung,
6. Ashwagandha oder Schlafbeere (*Withania somnifera*): Dieser „indische Ginseng" erhöht die Bildung der Schilddrüsenhormone T_3 und T_4, unterstützt Schilddrüse und Nebennieren und bringt die Hormone ins Gleichgewicht. Wird im Ayurveda häufig verwendet.

Allerdings sind die hier genannten Adaptogene nicht gleichwertig und auch nicht gleich wirksam. In Bezug auf die Anti-

Stress-Wirkung gab es bisher nur für *Rhodiola rosea* und die Taigawurzel überzeugende Studien von hoher Qualität. Vor allem in Bezug auf die Förderung der körperlichen und geistigen Leistungsfähigkeit waren die Tests mit der Rosenwurz am eindrucksvollsten.

Die neuere Forschung der letzten Jahre brachte noch weitere adaptogenähnliche Heilmittel zutage, zum Beispiel:

- Amla (Indische Stachelbeere): Wirkt vitalisierend und verjüngend.
- Mumijo (harzähnlicher schwarzer Wirkstoffkomplex aus Pflanzen und Mineralien mit 95 Komponenten, aus dem Himalaja): Ein bewährtes uraltes Heilmittel der russischen und zentralasiatischen Volksmedizin, dient zur allgemeinen Stärkung. Insbesondere auch bei orthopädischen Erkrankungen sehr hilfreich.
- Fo-Ti (*He Shou Wu*): Ein wichtiges chinesisches Heilkraut; in Ostasien nehmen Millionen Menschen es täglich zu sich. Laut einer chinesischen Legende war He Shou Wu (übersetzt: „der schwarzhaarige Mann") im Alter von 60 Jahren ein schwer kranker Mann, der keine Kinder zeugen konnte. Nachdem er die Pflanze von einem Mönch empfohlen bekam und regelmäßig einnahm, soll er sich massiv verjüngt, seine Gesundheit und Potenz wiedergefunden und noch viele Kinder gezeugt haben. Laut Legende starb er erst im Alter von 162 Jahren. Fo-Ti wird in China und Japan seit alter Zeit als Tonikum und Anti-Aging-Wirkstoff verwendet.
- Guduchi: Vitale Rankpflanze aus Indien, im Ayurveda als „Göttlicher Nektar" bekannt. Kräftigendes Tonikum, das das „Lebensfeuer" neu entfacht, geistige Klarheit und Heilung bei vielen Erkrankungen bringt.

- Dang Shen (Glockenwindenwurzel): Viel verwendetes Aufbaumittel der TCM, stammt aus Ostasien. Günstige Alternative zu Ginseng, wirkt milder.
- Marapuama (*Muira puama*): Ein Tee aus Baumrinde aus dem brasilianischen Amazonasgebiet; wird auch als „Potenzholz" bezeichnet. Anti-Aging-Mittel, Aphrodisiakum, fördert die Potenz.
- Notoginseng (*San Qi*): Enger Verwandter des Roten Ginseng, kommt vorwiegend bei Blutgerinnseln, Weichteilverletzungen, Nasenbluten, Magengeschwüren und Ähnlichem zur Anwendung.
- Tulsi (Königsbasilikum): Eine indische Heilpflanze, die dem Körper hilft, sich auf Stress einzustellen. Tulsi heißt „das Unvergleichliche"; gilt in Indien als „heilig" und wird in Tempeln verehrt.

Weitere Phytotherapeutika mit adaptogenähnlicher Wirkung sind: Noni (exotische Frucht des Nonibaums), Maca (stärkende Knolle aus den Anden), Jiaogulan (Kraut der Unsterblichkeit) aus China, Curcumin (Wirkstoff im Kurkuma, ein Multitalent für Körper und Seele), Moringabaum, Grüner und Weißer Tee, Goji-Beeren sowie verschiedene Heilpilze wie Agaricus, Cordyceps, Reishi, Shitake, Maitake, Mandelpilz und Astragalus.

Was also bewirkt die Rhodiola, damit der Mensch stressresistent wird? *Rhodiola rosea* ...

- verbessert die Sauerstoffversorgung des Körpers
- erhöht die Energieproduktion direkt in der Körperzelle
- wirkt antioxidativ, schützt die Zellen vor freien Radikalen und somit vor chronischen Entzündungen und chronischen Erkrankungen
- wirkt krebshemmend

- fördert die Reparatur der DNA (verhindert „entartete“ Mutationen der Zelle, die möglicherweise kanzerogen sind)
- erhöht den Dopamin- und den Serotoninspiegel

All das tut sie, ohne die körpereigenen Abläufe negativ zu beeinflussen, also ohne wesentliche Nebenwirkungen – im Gegensatz zu den meisten chemischen Arzneimitteln.

Die hier beschriebenen Eigenschaften von Rhodiola bewirken beim Menschen beispielsweise folgende gesunde Reaktionen:

- Stressreaktionen aller Art (zum Beispiel Bluthochdruck, Nervosität, Konzentrationsschwäche, Schlafstörungen) werden gemildert und schädliche Folgen für den Körper werden verhindert.
- Das Immunsystem wird gestärkt.
- Eine Gewichtsabnahme wird unterstützt.
- Schlaflosigkeit und Schlafstörungen bessern sich.
- Die sexuelle Potenz und Lust steigern sich.
- Konzentration, Gedächtnis und Koordination verbessern sich.
- Die Leistungsfähigkeit bei der Arbeit und beim Sport wird erhöht.
- Kopfschmerzen und Müdigkeit verschwinden.
- Die Stimmung steigt und depressive Tendenzen nehmen ab.
- Angstzustände und Depressionen werden gelindert.

Die einzigartigen Wirkstoffe der *Rhodiola rosea*

Zu therapeutischen Zwecken verwendet werden wegen der besonders intensiven Konzentration der Wirkstoffe vor allem die Wurzel und das Rhizom (der Wurzelstock) der Pflanze. Auch die oberirdischen Teile der Pflanze enthalten Wirkstoffe, allerdings in geringerem Umfang (nur ein Viertel davon). Der positive Effekt des *Rhodiola-rosea*-Extrakts auf die geistige Leistungsfähigkeit beruht vermutlich auf einem „dualen System“, das heißt, auf einer Zweifachwirkung gegen Stress (Schilcher, Kammerer und Wegener 2016): *Kurzfristig* werden Konzentrationsfähigkeit und Gedächtnis durch Beeinflussung der Neurotransmitter sowie

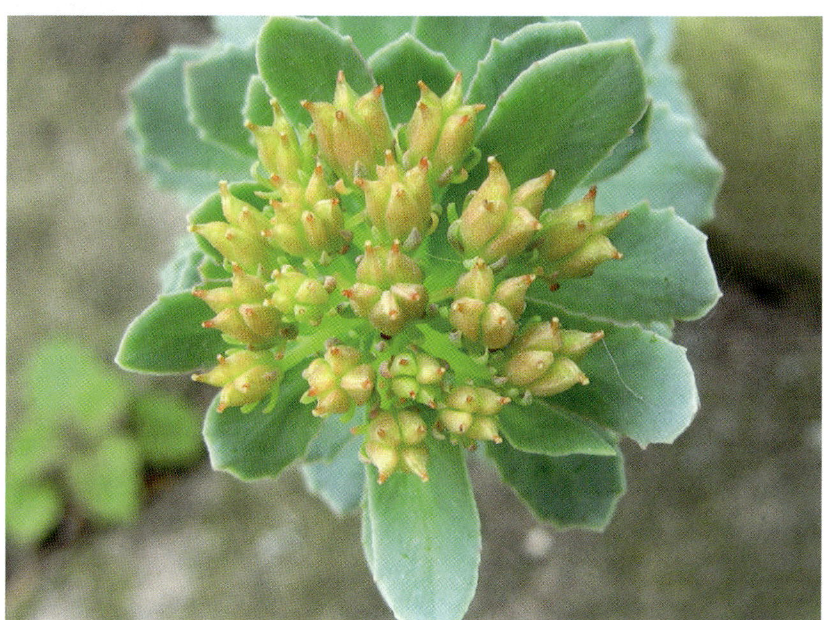

adaptogener Prozesse verbessert, das heißt, Signalsubstanzen der Nervenzellen, darunter Dopamin und Serotonin, werden stimuliert. *Langfristig* wird ein schützender Effekt auf die Nervenzellen im Gehirn ausgeübt.

Wie die neue Forschung belegt, wirkt Rhodiola mit ihren vielen Glykosiden, darunter Salidrosid (Rhodiolosid) und Rosavine (Rosavin, Rosin und Rosarin), über die Ebene der biochemischen Botenstoffe zwischen den Nervenzellen – also über die Neurotransmitter.

Salidroside sind starke Antioxidanzien, die die Zellen schützen und dem Altern entgegenwirken. Außerdem unterstützen sie die Herzfunktion sehr positiv. Daneben enthält die Pflanze an heilwirksamen Stoffen vor allem noch Flavonoide, Proanthocyanidine (OPC) sowie organische Säuren und Monoterpene, Triterpene, phenolische Säuren, Phenylethanoide und Terpenoide. Die wichtigsten Inhaltsstoffe, die sich für die Herstellung eines standardisierten Präparates mit genau definierter Wirkmenge eignen, sind die Zimtalkoholderivate Rosavin, Rosarin und Rosin sowie das Phenylethanoid Salidrosid.

Die Inhaltsstoffe der Rhodiolawurzeln verschiedener Herkunft unterscheiden sich deutlich bezüglich ihres Wirkstoffgehaltes. Die Wirkung der Heilpflanze hängt daher entscheidend von dem prozentualen Anteil dieser Wirkstoffe in dem jeweiligen *Rhodiola-rosea*-Präparat ab.

Rhodiola rosea in der modernen Forschung

Die moderne Forschung ist derzeit sehr an dieser Pflanze interessiert. Weit mehr als 200 medizinische Studien haben bisher die Wirksamkeit von *Rhodiola rosea* bestätigt mit der positiven Konsequenz, dass seit 1. September 2016 die Rosenwurz in Deutschland offiziell als Arzneimittel zugelassen ist.

Die drei Hauptindikationen der Rosenwurz, die wissenschaftlich bereits intensiv erforscht wurden, sind Depressionen, geistige Aktivierung und Stressabbau. Viele der bereits aus der Erfahrungsmedizin bekannten Wirkungen konnten nun durch moderne wissenschaftliche Untersuchungen gestützt werden.

Tipp!
Einen durchweg ungesunden Lebensstil kann auch die Rosenwurz nicht alleine ausgleichen. Ihre Kraft zeigt sich, wenn sie bei erhöhten Belastungen zur richtigen Zeit eingesetzt wird, zum Beispiel vor einer Prüfung oder nach einer Krankheit oder Stresssituation, falls die Erholung nur zögerlich voranschreitet.

Nach dem aktuellen Forschungsstand wirkt *Rhodiola rosea* unterstützend unter anderem bei den folgenden Krankheiten und körperlichen Problemen:

- Alterserkrankungen (Demenz, Morbus Alzheimer, Inkontinenz ...)
- Auswirkungen von Schichtarbeit
- Chronisches Müdigkeitssyndrom (CFS)
- COPD (hier die Unterart *Rhodiola crenulata*)

- Degenerative Erkrankungen (wie Osteochondrose, Wirbelsäulenerkrankungen, Makuladegeneration)
- Diabetes
- Erhöhung von sportlicher Leistung, Fitness, Ausdauer
- Fibromyalgie
- Höhenkrankheit
- Impotenz
- Jetlag
- Konzentrationsstörungen
- Krebs
- Lebererkrankungen
- Muskelregeneration
- Nebennierenschwäche
- Parkinson
- PTBS (Posttraumatische Belastungsstörung)
- Schilddrüsenunterfunktion
- Schizophrenie (leichte Formen)
- Schlafstörungen
- Stärkung des Immunsystems
- Stressbedingte Herzkreislaufprobleme
- Stressbedingte psychosomatische Erkrankungen
- Suchtverhalten
- Synergistische Verstärkung der Heilwirkung anderer Medikamente
- Tinnitus
- Übergewicht
- Verbesserung der Sauerstoffversorgung
- Wechseljahresbeschwerden
- Zyklusstörungen

Auch bei seelischen Beschwerden können mit *Rhodiola rosea* Verbesserungen erreicht werden:

- Ängste
- Anpassungsstörungen
- Bipolare affektive Störungen
- Depressionen
- Erschöpfung, Energiemangel, Antriebsschwäche, Mutlosigkeit
- Hochsensibilität
- Lernstörungen, Prüfungsstress, Merkfähigkeit
- Libidoverlust
- Rekonvaleszenz
- Trauerverarbeitung
- Überarbeitung, Überbelastung
- Versagensängste, Mutlosigkeit, mangelndes Selbstvertrauen

Die Rhodiola wirkt stimulierend, sie ist ein echtes Tonikum, ein herausragendes Stärkungsmittel; das zeigt sich besonders beim chronischen Müdigkeitssyndrom.

Anti-Aging-Wirkung

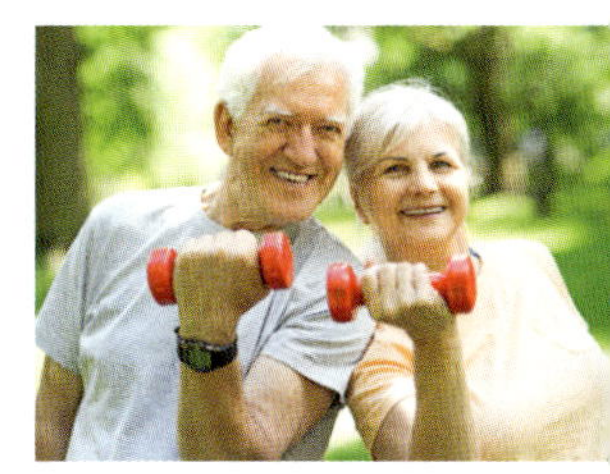

Leben mit weniger Stress – das hält jung. Die Rhodiola hilft uns, mit unseren Ressourcen besser hauszuhalten und dadurch seelisch, geistig und körperlich länger fit zu bleiben – das ist Anti-Aging pur! *Rhodiola-rosea*-Extrakt verbessert das Gehör, er hilft oft auch bei Tinnitus. Die Rosenwurz senkt außerdem den Blutzuckerspiegel bei Typ-2-Diabetikern und schützt die Leber vor Umweltgiften. Sie unterstützt Fettabbau und Gewichtsreduktion.

Die Rosenwurz kann auch die Schilddrüsenfunktion normalisieren, ohne dabei eine Überfunktion zu verursachen. Sie hilft dabei, die Funktion der Thymusdrüse zu verbessern, und verzögert deren Rückbildung im Alter. Auch die Reserven der Nebenniere können aufgestockt werden. So wird Erschöpfungszuständen vorgebeugt und eine vorzeitige Alterung wird gestoppt.

Übrigens: Dass die Rhodiola dem Altern entgegenwirkt, konnte eine Studie mit Fruchtfliegen (die dem Menschen genetisch sehr ähnlich sind!) erahnen lassen: Diese lebten – unter Rhodiola-Gabe – um satte 24 Prozent länger!

Stressanpassung und Stressreduktion

„Morgen ist meist der stressigste Tag der Woche."

(Redensart aus Spanien)

Wer zu viel Stress hat, baut ab. Ob der Stress durch die Arbeit, die Familie, die Schule oder den Bau eines Hauses verursacht wird, ist dabei ziemlich gleichgültig. *In körperlicher Hinsicht* sorgt die Rosenwurz dafür, dass selbst bei Dauerstress die Stresshormone den Körper nicht überfluten und damit schädigen. Vor allem bei Langzeitstress ist das von enormer Bedeutung, denn dieser kann schwere Erkrankungen wie Krebs oder Herzinfarkt mit sich bringen. Auch treibt er die Alterung voran und führt zu Müdigkeit, Erschöpfung, Konzentrationsmangel, Lustlosigkeit und Burn-out. Am besten ist es, Rhodiola bereits *vor* Phasen größerer Anstrengung und Überreizung der Nerven einzunehmen. Rhodiola hilft auch *in seelisch-geistiger Hinsicht*. Schon nach kurzer Zeit der Einnahme bekommt man wieder einen klaren Kopf, hat seine Gefühle besser im Griff, kann sich wieder konzentrieren und auch das Gedächtnis funktioniert besser.

Tipp!

Rhodiola hilft auch *in seelisch-geistiger Hinsicht*. Schon nach kurzer Zeit der Einnahme bekommt man wieder einen klaren Kopf, hat seine Gefühle besser im Griff, kann sich wieder konzentrieren und auch das Gedächtnis funktioniert besser.

Erklären lässt sich diese Wirkung damit, dass Rhodiola den unter Stress vermehrt anfallenden sogenannten CRF (*Corticotropin Releasing Factor, auch CRH für Corticotropin releasing Hormone*) reduziert, der eine ganze Kette stressbedingter Symptome auslöst. (CRF bzw. CRH unterliegt ebenfalls den Regelkreisläufen der weiter oben bereits beschriebenen HPA-Achse.) Dadurch fällt auch die geistige Müdigkeit weg. Die sogenannte „Stressachse" vom Hypothalamus über die Hypophyse bis hin zur Nebennierenrinde (HPA-Achse) wird durch die Rosenwurz geschützt und so kann das innere Gleichgewicht erhalten bleiben beziehungsweise wieder erreicht werden. Einen schützenden Effekt hat Rhodiola auch auf die Nerven (was bei Morbus Parkinson hilft), die Leber, den Stoffwechsel, das Immunsystem, die Sexualität und die Drüsentätigkeit. Auch eine vorbeugende Wirkung gegen Diabetes wird der Rosenwurz nachgesagt.

Erhöhte mentale und emotionale Belastbarkeit

Die Ergebnisse einer neuen randomisierten (mit zufälligen Stichproben arbeitenden) Doppelblindstudie – 2012 in den Labors der NeuroCode AG in Wetzlar durchgeführt – zeigen, dass die Wirkstoffe der Rosenwurz sowohl die mentale als auch die emotionale Belastbarkeit erhöhen. Mithilfe von EEGs wurden zwanzig gesunde, kognitiv leicht eingeschränkte Versuchspersonen untersucht. Basis des Tests unter der Leitung von Prof. Dr. Wilfried Dimpfel waren quantitative Messungen der elektronischen Hirnströme und die Erfassung der Augenbewegungen. Die Hirnströme wurden zunächst in einer Ruhephase gemessen, dann erhielt die eine Gruppe ein *Rhodiola-rosea*-Präparat (Rhodiolan 200), die andere Gruppe ein Placebo. Anschließend mussten die Teilnehmer unter Zeitdruck drei Aufgaben lösen.

Die Ergebnisse belegten eindeutig, dass bereits nach der einmaligen Einnahme von Rhodiola die Probanden der *Rhodiola-*

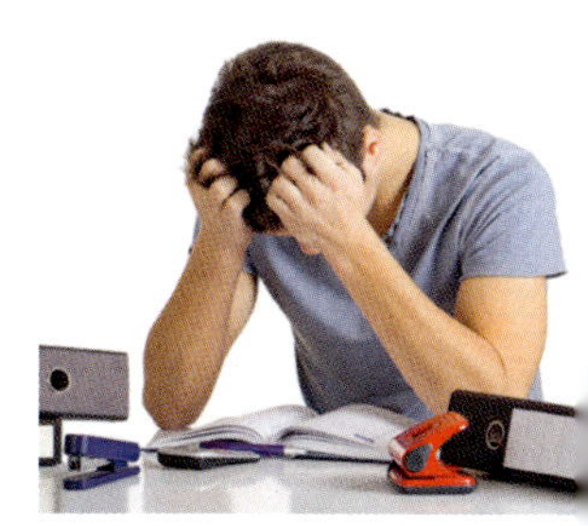

rosea-Gruppe nicht nur dem Druck besser standhalten konnten, sondern auch bei den Tests besser abschnitten. Mit einer Einnahme über einen längeren Zeitraum hinweg lassen sich die Stressresistenz steigern, positive Effekte bei Prüfungsstress erzielen und ermüdende Nachtarbeit besser bewältigen, so die Ergebnisse der Studie. (Nähere Informationen: Dimpfel W.: *International Journal of Nutrition and Food Sciences* 2014; 3 (3): S. 157–165)

In einer schwedischen Studie von 2011 unter Leitung von Prof. Dr. Alexander Panossian vom *Swedish Herbal Institute* in Vallberga wurde die Wirkung von *Rhodiola-rosea*-Extrakt auf das Neuropeptid Y (NPY) untersucht. Das ist ein Hormon, das im zentralen und peripheren Nervensystem eine wichtige Funktion innehat und in die Stressverarbeitung eingebunden ist. Bei vielen depressiven Patienten und bei gestressten Soldaten zum Beispiel wurde ein hoher NPY-Spiegel gefunden. Rosenwurzextrakt wirkte sich im Zellversuch regulierend auf das NPY und andere Faktoren aus, sodass der Stress vermindert wurde.

Hilfe bei Reaktionsstarre

Besonders bei Symptomen, die durch chronischen Stress entstanden sind, und nach dauerhafter Erschöpfung kann sich eine Reaktionsstarre einstellen, sodass eine Therapie mit Medikamenten oder Pflanzenheilmitteln zunächst keine oder nur wenig Wirkung zeigt. Hier kann die Rosenwurz hilfreich entgegenwirken. Sie verbessert die Stressreaktion und Resilienz, erhöht die körperliche und kognitive Leistung und fördert die Ansprechbarkeit auf andere Heilmittel.

Eine Chance für Hochsensible

Hochsensible Menschen haben im Vergleich zum Bevölkerungsdurchschnitt eine erniedrigte Reizschwelle. Neue Studien vermuten, dass Hochsensibilität genetisch bedingt ist (vgl. https://www.welt.de/gesundheit/psychologie/article146193345/Hochsensibilitaet-das-ewig-scharfgestellte-Gehirn.html) und sich in einer erhöhten Hirnaktivität (durch vermehrte Bildung von Neurotransmittern) äußert. Dieses so aktivierte Gehirn ist reizempfänglicher; das hat einige Vorteile, bringt dafür aber auch eine geringere Stressresistenz mit sich. Rhodiola kann den Betroffenen bei erhöhter Stressempfindlichkeit helfen, ohne dabei die erhöhte Empfindsamkeit (den Vorteil!) herabzusetzen. Hochsensiblen wird es so erleichtert, mit ihrer Veranlagung besser durchs Leben zu kommen.

Stärkung für Gedächtnis und Konzentration

In Sibirien wird die Rosenwurz „Goldene Wurzel“ genannt, weil der Extrakt eine positive Wirkung auf das Erinnerungsvermögen sowie die Konzentration und das Aufnahmevermögen hat. Geistig überlastete, ältere und vergessliche Menschen profitieren sehr von der anregenden Wirkung auf das Gehirn. Der Grund: Die Rosenwurz stimuliert die Ausschüttung der Botenstoffe im Gehirn und sorgt für ihr richtiges Verhältnis zueinander. Das stärkt die Konzentrationsfähigkeit, das Wahrnehmungsvermögen und das Gedächtnis. Durch die adaptogene Wirkung verbessern sich auch mentale Wachheit, Aufmerksamkeit und Entscheidungsfähigkeit und stressbedingte Störungen der Hirntätigkeit werden reduziert.

Eine deutsche Forschergruppe an der Justus-Liebig-Universität in Gießen konnte 2011 in einer Pilotstudie mithilfe von quantitativen Hirnstrommessungen im EEG (Neurocode-Tracking) in Verbindung mit einer Blickpunktanalyse (Eye-Tracking) zeigen, dass sogar die einmalige Einnahme des Extrakts SHR-5 die mentale und emotionale Belastbarkeit ganz entscheidend verbessert. (SHR-5 ist ein Rosenwurzextrakt aus Schweden, mit dem eine Vielzahl wissenschaftlicher Untersuchungen zur Rosenwurz durchgeführt wurde.) Die Teilnehmer der Studie mussten sich unter der Gabe von Rosenwurzextrakt emotional belastenden Situationen aussetzen, zum Beispiel einen kurzen Horrorfilm ansehen oder das Bild einer Vogelspinne.

Die Messung ergab, dass die Frequenzen in bestimmten Hirnbereichen unterdrückt, in anderen aber aktiviert wurden. So zeigte sich etwa in einigen Hirnarealen eine höhere Aktivität von Alphawellen, die in entspanntem Zustand dominieren. Die Rosenwurz steuert also gegen den aufkommenden Stress durch einen negativen Außenreiz. Somit kann der Extrakt bereits bei einmaliger Einnahme die emotionale Situation positiv beeinflussen, indem er entspannende Hirnaktivitäten stimuliert und belastende unterdrückt – so die Ergebnisse der Gießener Studie.

„2 Kapseln SHR-5-Extrakt 200 mg täglich für einen Zeitraum von ein bis drei Monaten, gefolgt von einer zweiwöchigen Auswaschphase" empfiehlt Prof. Dr. Alexander Panossian vom *Swedish Herbal Institute* als Dosis. Seine Arbeitsgruppe lieferte auf neuronaler Ebene also eine plausible Erklärung für die Erkenntnisse der Gießener Forscher.

Die schwedischen Wissenschaftler untersuchten die Genexpression nach Behandlung mit dem Extrakt SHR-5 sowie dessen einzelnen Inhaltsstoffen wie Salidrosid, Triandrin und Tyrosol. Insgesamt konnten sie dabei 1 062 Gene ausmachen, deren Expression vom *Rhodiola-rosea*-Gesamtextrakt beeinflusst wird. (Genexpression: Ist das Gen „angeschaltet" oder „abgeschaltet"? Davon ist abhängig, ob sein Einfluss zum Tragen kommt oder nicht.)

„Der Rosenwurzextrakt hat einen Multi-Target-Effekt (breiten Wirkeffekt) auf die Gen-Expression und beeinflusst infolge dessen zahlreiche Signalwege", so fasste Panossian die schwedische Studie zusammen. Während der Signalweg-Untersuchungen konnten die Forscher auch diejenigen Gene identifizieren, die mit emotionalem Verhalten verbunden sind. Von diesen 17 Genen zeigten 9 Expressionsmuster, die auf verringerte aggressive Verhaltensweisen hindeuten. Insgesamt werten die Forscher die Wirkungen des Extrakts sehr positiv hinsichtlich der Fähigkeiten, besser mit Stresssituationen und Gemütsschwankungen umzugehen. (Gräfe 2014)

Antioxidative Wirkung

Rhodiola rosea schützt die Zellen vor einem Angriff freier Radikale. Dies hat auch einen Einfluss auf das Nervensystem. Stress greift in die Erinnerungsfunktion ein und erzeugt über längere Zeit Schädigungen im Gedächtnis. Der Extrakt stimuliert verschiedene Signalsubstanzen der Nervenzellen und verbessert so Wahrnehmung, Lern- und Erinnerungsfähigkeit.

In dem Buch *The Rhodiola Revolution* beschreibt Dr. Richard Brown aus New York positive Erfahrungsberichte mit Rhodiola aus seiner Praxis (Brown u. a. 2004):

Die vierzehnjährige Alice

... litt an ADHS. Ihre schulischen Leistungen verbesserten sich durch die regelmäßige Gabe von 300 mg *Rhodiola-rosea*-Extrakt auffällig. Sie war weniger nervös und hörte auf, ständig herumzulaufen. Sie konnte sogar Freundschaften schließen.

Ein ehemals erfolgreicher Geschäftsmann

..., 79 Jahre alt, erlitt mehrere Schlaganfälle und erkrankte an Parkinson. Er war kaum noch in der Lage zu gehen und war fast vollständig auf die Unterstützung seiner Frau angewiesen. Seine Medikamente machten ihn tagsüber müde, nachts konnte er nicht schlafen. Mit Rhodiola (200 mg pro Tag) kehrten seine Energie und seine Mobilität wieder zurück. Auch die Schlafstörungen verschwanden.

Eine fünfundvierzigjährige Lehrerin

... litt an Wortfindungsstörungen. Sie hatte schon Angst, an Alzheimer zu erkranken und ihren Job zu verlieren. Durch Rhodiola verbesserte sich das Gedächtnis der Frau und auch ihr Lebensmut wurde neu entfacht. Von Alzheimer war keine Rede mehr.

Hilfe bei chronischer Müdigkeit, Burn-out und Schlafstörungen

Adaptogene machen nicht nur munter – sie verbessern auch unseren Schlafrhythmus und sorgen so dafür, dass unter Schlafstörungen Leidende leichter ein- und durchschlafen können. Auch bei Jetlag oder Schichtarbeit wird die Erholungswirkung des Schlafs optimiert.

In einer offenen Studie aus dem Jahr 2017 mit 118 Patienten linderte *Rhodiola rosea* bei 64 Prozent der Teilnehmer Müdigkeit, Reizbarkeit, Schwäche und andere Beschwerden des vegetativen Nervensystems. (https://www.carstens-stiftung.de/artikel/burnout-starkes-nervenkostuem-durch-rosenwurz.html)

Unterstützung für Prüflinge

40 Studenten, die an prüfungsstressbedingter Erschöpfung litten, nahmen in einer Studie während der Examensvorbereitung 20 Tage lang einen Rosenwurzextrakt ein. Ziemlich schnell konnten deutliche Verbesserungen vor allem im Bereich der körperlichen Fitness, geistigen Leistungsfähigkeit und bei neuromotorischen Tests beobachtet werden. (Neuromotorik beschreibt die Koordination von Gehirnfunktion und Körperbewegung.) Den Studenten ging es allgemein deutlich besser als vor der Einnahme des *Rhodiola-rosea*-Extrakts. Im Gegensatz dazu zeigte sich bei der Placebogruppe keinerlei Verbesserung.
(https://www.ncbi.nlm.nih.gov/pubmed/10839209)

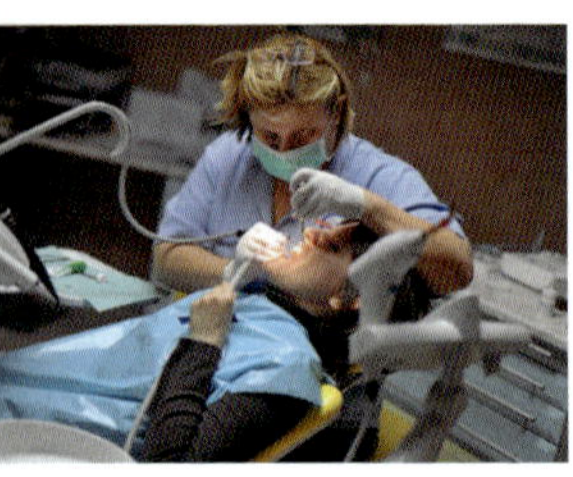

Energieschub für Ärzte im Nachtdienst

Im Jahr 2007 fand beim Neurologischen Institut der armenischen Staatsuniversität in Yeriwan eine Doppelblindstudie mit 54 jungen Ärzten statt. Die eine Gruppe nahm während des Nachtdienstes 2 Wochen lang Rosenwurzextrakt ein, die andere Gruppe erhielt ein Placebo. Das Ergebnis zeigte klar: Die mit Rosenwurz versorgte Gruppe war die gesamte Zeit über konzentrationsfähiger, weniger müde und auch emotional belastbarer als die Placebogruppe.

Im Jahr 2012 war in der Zeitschrift *Phytotherapy Research* zu lesen, dass Forscher herausgefunden hatten, dass eine einzige Gabe Rosenwurzextrakt oft bereits innerhalb von 30 Minuten Wirkung zeigt und die geistige und körperliche Leistungsfähigkeit erhöht. Die Wirkung dieser Einmalgabe soll demnach mindestens 4 bis 6 Stunden anhalten.

Hilfe bei Burn-out

Im Jahr 2009 berichteten Wissenschaftler in *Planta Medica*, einer international bekannten Fachzeitschrift über Heilpflanzen, von einer Studie, nach der die Rosenwurz bei stressbedingter Müdigkeit (Burn-out) erstaunlich gut helfen kann – ganz ohne Nebenwirkungen oder Gewöhnungseffekt. An der Studie beteiligten sich 60 Personen mit Burn-out im Alter zwischen 20 und 55 Jahren. Eine Gruppe nahm täglich 576 mg *Rhodiola-rosea*-Extrakt ein, die zweite Gruppe erhielt ein Placebo. Vier Wochen später zeigte sich, dass sich in der *Rhodiola-rosea*-Gruppe das Müdigkeitssyndrom gebessert hatte und auch die depressive Stimmung seltener auftrat. Gleichzeitig war die Konzentrationsfähigkeit gestiegen. Die Ausschüttung des Stresshormons Cortisol war auch in Stresssituationen reduziert.

Bei einer anderen Studie , die im August 2012 in der Fachzeitschrift *Phytotherapy* veröffentlicht wurde, nahmen die Probanden mit Burn-out-Syndrom vier Wochen lang täglich 200 mg *Rhodiola-rosea*-Extrakt ein; sie erlebten damit eine deutliche Verbesserung ihrer Stresssymptome, und das bereits nach dem dritten Tag der Einnahme!
(https://www.ncbi.nlm.nih.gov/pubmed/22228617)

Bei Burn-out nach der Ursache forschen

Bereits das Gefühl, mit Belastungen nicht mehr fertig zu werden, erschöpft einen – und macht noch mehr Stress, als man ohnehin schon hat. Wenn dann ständige Müdigkeit, Konzentrationsstörungen, Antriebslosigkeit, Vergesslichkeit und Schlafstörungen dazukommen, sind das klare Signale, dass irgendetwas nicht stimmt. Wenn Körper und/oder Seele diese Notsignale senden, ist es Zeit für Ruhe und Erholung: Termine verschieben, Unwichtiges weglassen, sich Unterstützung suchen ...

Ausschluss von Organerkrankungen

Erschöpfung kann noch andere Ursachen als Stress haben, zum Beispiel unentdeckte Organerkrankungen, die ebenfalls das Gefühl der chronischen Erschöpfung auslösen können und die man behandeln sollte, etwa: Schilddrüsenerkrankungen, Diabetes, niedriger Blutdruck, Herz- und Lebererkrankungen, Krebs, Rheuma und chronische Infekte. Ursachen können auch Depressionen, Nahrungsmittelallergien, Genussmittelmissbrauch oder Wohn- und Umweltgifte sein.

Wichtig!
Erschöpfung kann außer Stress noch andere Ursachen haben, zum Beispiel unentdeckte Organerkrankungen wie Schilddrüsenerkrankungen, Diabetes, niedriger Blutdruck, Herz- und Lebererkrankungen, Krebs, Rheuma oder chronische Infekte. Auch Depressionen, Nahrungsmittelallergien, Genussmittelmissbrauch oder Wohn- und Umweltgifte können Ursachen sein.

Vielleicht stehen im Hintergrund auch Enttäuschungen bei der Arbeit oder in einer Beziehung, ständige Unzufriedenheit oder das Gefühl, ungerecht behandelt und nicht wertgeschätzt zu werden, mit nachfolgender Resignation, Mobbing oder Überforderung. Auch eine Unterforderung (sogenanntes „Bore-out", vom englischen *boring* für langweilig) kann langfristig zur Erschöpfung führen. In diesem Fall sollte man sich fachliche Hilfe suchen (Psychotherapie, Coaching) und Veränderungen der Lebenssituation oder gegebenenfalls des Verhaltens ins Auge fassen. Rhodiola kann dabei zusätzlich hilfreich sein.

Hilfe bei Nebennierenerschöpfung

Die Nebennieren sitzen oben auf unseren beiden Nieren. Insgesamt produzieren sie fast 50 Hormone. Diese Hormondrüsen bestehen aus zwei Teilen: aus der äußeren Nebennierenrinde und dem inneren Nebennierenmark. In der Nebennierenrinde werden drei Arten von überlebensnotwendigen Hormonen gebildet:

- Mineralcorticoide regeln das Gleichgewicht zwischen Wasser und Salz im Körper und helfen, den Blutdruck aufrechtzuerhalten.
- Glucocorticoide erhöhen den Blutzuckerspiegel, steuern die Umwandlung von Fetten, Eiweißen und Kohlenhydraten in Energie, tragen zur Blutdruckregulierung bei und steuern die Immunreaktionen sowie entzündliche Vorgänge.
- Gonadocorticoide sind Sexualhormone.

Im Nebennierenmark werden vor allem Adrenalin und sein Gegenspieler Noradrenalin produziert. Adrenalin ist das „Kampf-oder-Flucht-Hormon“: Es steigert den Herzschlag, erhöht den Blutzuckerspiegel und transportiert das Blut schnell in Muskeln und Gehirn. Noradrenalin wirkt in der nachfolgenden Ruhephase entspannend und ausgleichend.

Tipp!

Viele Menschen sind dauerhaft erschöpft, weil ihre Nebennieren „ausgebrannt“ sind und nicht mehr gut funktionieren. Die Ursachen einer Nebennierenerschöpfung sind oft lang andauernd: Schlafstörungen, Dauerstress, Candida-Infektion, elektromagnetische Felder, Schilddrüsenprobleme, Schwermetallvergiftung, Dauergebrauch von Stimulanzien wie Koffein, Nikotin oder chronische und akute Infektionen, insbesondere der Atemwege. Bei vielen Betroffenen liegen mehrere dieser Faktoren vor.

Eine Nebennierenerschöpfung kann sich auf zwei Arten zeigen: Entweder ist man den ganzen Tag müde, benötigt häufig Stimulanzien wie Kaffee und geht früh ins Bett – oder der Tag läuft zunächst in ähnlicher Weise ab, nur dass die Betroffenen zwischen

21 und 22 Uhr noch einmal „aufdrehen“ und dann bis in die frühen Morgenstunden nicht richtig einschlafen können. Die Nebennierenerschöpfung kann so schlimm werden, dass man das Bett nur noch für ein paar Stunden täglich verlassen kann.

Rhodiola rosea ist hier sehr wertvoll, weil sie dem Körper hilft, sich auf Stress einzustellen, und weil sie wohltuend auf die Hormonregulierung einwirkt – gemeinsam mit der Gabe von Vitamin-B-Komplex (insbesondere B_5), Vitamin C und Nebennierenextrakten sowie begleitet von Stressabbau durch Bewegung und Entspannung (etwa mit Meditation oder Yoga).

Besserung bei chronischem Müdigkeitssyndrom

Sebastian Vigl, Heilpraktiker aus Berlin, untersuchte in einer achtwöchigen, dokumentierten Anwendungsbeobachtung die Effekte von *Rhodiola-rosea*-Extrakt bei 28 Patienten, bei denen das Chronische Müdigkeitssyndrom (*Chronic Fatigue Syndrome*, kurz CFS) diagnostiziert wurde. Es zeigten sich signifikante Verbesserungen des Gesamtzustandes sowie der Konzentrationsfähigkeit und der mentalen Belastbarkeit. (Genauere Informationen über die Untersuchung bietet ein Sonderdruck der Zeitschrift *Erfahrungsheilkunde* von 2011, der auch im Internet zu finden ist; siehe Literaturhinweise auf S. 105 ff.)

Schutz vor Herzerkrankungen

Die Menschen werden nicht durch die Ereignisse selbst, sondern durch ihre Sicht der Ereignisse beunruhigt.

Epiktet (antiker Philosoph, 50–138 n. Chr.)

Der medizinischen Forschung gelingt es immer besser, Verbindungen zwischen äußeren Faktoren wie Ernährung, Lebensweise und Umwelt und unseren schlimmsten Erkrankungen (wie Herzinfarkt) herzustellen. Hohe Cholesterinwerte, Diabetes mellitus, Fast Food und Rauchen gelten inzwischen ganz selbstverständlich als starke Risikofaktoren für Herzerkrankungen. Doch – man staune – bei mehr als der Hälfte der neuen Fälle von Herzerkrankungen liegt keiner dieser Faktoren vor! In einer bahnbrechenden Studie von 1988 berichtete Dr. Hans Eysenck, dass unkontrollierte Reaktionen auf Stress viel mehr auf Krebstod oder eine Herzerkrankung hinwiesen als das Rauchen.

Bei Herzkrankheiten, die durch Stress verursacht oder verschlechtert werden, kann die Rosenwurz eine wertvolle Hilfe sein. Die Pflanze kann die Menge der Hormone, die bei Stress aus den Nebennieren freigesetzt werden, auf ein unschädliches Maß reduzieren. Sind nämlich die Stresshormone erhöht, erhöhen sich auch das Cholesterin, der Blutdruck und der Kaliumspiegel im Blut. Rhodiola senkt die Cholesterinwerte und unterstützt das Herz dabei, sich an die stressige Situation anzupassen.

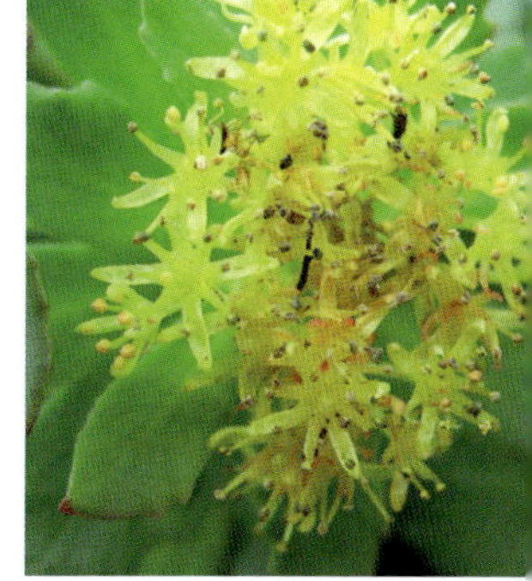

Gut zu wissen:
Rhodiola kann auch die Herzfunktion verbessern. Sie wirkt ausgleichend über das vegetative Nervensystem, reduziert den Sympathikus und fördert den Parasympathikus. So kann sich das Herz besser erholen, der Puls schlägt langsamer, der Blutdruck sinkt, das Herz hat eine bessere Herzfrequenzvariabilität, ist wieder kraftvoller und ausgeglichener in der Funktion – auch wenn es einmal stressig wird.

Ein besonderes Plus: Die Gefahr eines Herzinfarkts, eines Schlaganfalls oder einer arteriellen oder zerebralen Durchblutungsstörung wird stark reduziert; das wurde durch zahlreiche Studien bestätigt:

- Eine Untersuchung der medizinischen Fakultät der *Harvard University* an 1 623 Überlebenden eines Herzinfarkts ergab, dass das Risiko weiterer Herzinfarkte mehr als doppelt so hoch war, wenn die Versuchspersonen sich bei emotionalen Konflikten *ärgerten*, statt ruhig zu bleiben.
- Eine Langzeitstudie über 20 Jahre mit mehr als 1700 älteren Männern, die die *Harvard School of Public Health* durchführte, stellte fest, dass Sorgen um soziale Verhältnisse, Gesundheit und die persönliche Finanzlage (Stress) das Risiko koronarer Herzerkrankungen signifikant erhöhten.
- Nach einer Studie der *Mayo Clinic* mit Herzkranken war psychischer Stress *der* deutlichste Vorbote künftiger Herzprobleme (wie plötzlicher Herztod, Herzstillstand oder Herzinfarkt).
- In Tierversuchen zeigte sich eine das Herz schützende Funktion der Rhodiola. Sie verhindert Schäden am Herzmuskel,

indem sie die Energieversorgung in den Zellen verbessert und die Synthese der Eiweißbausteine verstärkt. Gleichzeitig verhindert sie außergewöhnliche Schwankungen der Hormone Adrenalin und Noradrenalin im Nervensystem, die Puls und Blutdruck in gefährliche Höhen treiben können. Sie verhindert auch Fehlfunktionen des Herzgewebes, die durch Stress ausgelöst werden.

- Das *Journal of the American Medical Association* veröffentlichte 1997 eine Untersuchung der *Duke University*, die zeigte, dass so häufige Emotionen wie Anspannung, Frustration und Traurigkeit die Blutversorgung des Herzens verschlechtern. Im Alltag erhöhen diese Emotionen das Risiko einer Unterversorgung des Herzens um mehr als das Doppelte, das heißt, das Herzgewebe wird bei emotionalem Stress nicht ausreichend mit Blut versorgt. Dies kann Vorbote eines Herzinfarktes sein.

Adieu, sagte der Fuchs.
Hier ist mein Geheimnis. Es ist ganz einfach:
Man sieht nur mit dem Herzen gut.
Das Wesentliche ist für die Augen unsichtbar.

Antoine de Saint-Exupéry in: *Der kleine Prinz*

Stress stört die Herzkohärenz

Am besten geht es uns, wenn Kopf und Herz im Einklang sind. Das Herz ist das Zentrum unseres Körpers und auch der Mittelpunkt unseres Denkens und Fühlens – wenn Verstand und Herz sich einig sind. Die Forschungen des amerikanischen HeartMath-Instituts zur HerzIntelligenz®-Methode zeigen ganz klar, wie viel glücklicher, gesünder und kraftvoller wir leben können, wenn wir vom linearen Denken (nur kopfgesteuert) zum intuitiven Fühlen gelangen, das heißt: wenn wir Kopf und Herz verbinden und dann mit dem Herzen auch denken können (Herzkohärenz).

Gelingt die Kohärenz, also das Zusammenwirken von Herz und Gehirn, können wir von unserem optimalen Leistungsniveau aus agieren. Wenn wir aber nicht synchron und zu sehr kopfgesteuert sind, dann sind wir weniger bewusst und schränken unsere Fähigkeiten ein. Stress ist hier ein ernstzunehmender Störfaktor! Wenn die Kohärenz durch Stress von außen oder innen gestört wird, ist sie eingeschränkt und wir können nicht unsere volle Kraft abrufen. Sehvermögen, Hörvermögen, Reaktionsgeschwindigkeit, geistige Klarheit, Gefühlszustände und Sensibilität sind dann eingeschränkt. Unsere Gehirnhälften arbeiten nicht mehr optimal zusammen. Alle unsere Funktionen laufen nur noch auf Sparflamme, das Gefühl wirklicher Befriedigung verliert sich. Schon eine kleine Kritik kann uns dann aus dem Konzept bringen. Wenn wir später wieder im Gleichgewicht sind, können wir die Situation aus einer anderen Perspektive erfassen – aus unserer eigenen, stressfreien – und bessere Lösungen finden.

Es ist ein Teufelskreis: Stress zerstört die Kohärenz und die daraus resultierende Inkohärenz (also das Nichtverbundensein von Herz und Verstand) erzeugt wiederum Stress ...

Unterstützung der Abwehr von Krebs

Rhodiola rosea ist *kein* (alleiniges) Mittel gegen Krebs, ist aber sehr wertvoll zur Vorbeugung und zur Begleitung anderer Krebstherapien. Die Rosenwurz erhöht die körpereigene Resistenz gegen Gifte und wirkt antioxidativ gegen freie Radikale. Untersuchungen zeigen, dass Rhodiola das Immunsystem stärkt, indem sie unter anderem positiv auf den Stoffwechsel einwirkt.

In Studien wurde unter Einnahme von Rhodiola eine Erhöhung der natürlichen Killerzellen (NK-Zellen) festgestellt. Die „Goldene Wurzel" kann sogar die körpereigene Anti-Tumor-Aktivität verstärken. Bei Blasenkrebs scheint der Extrakt eine sehr günstige Wirkung zu haben. Bei mehreren Tierexperimenten mit verschiedenen Krebsarten führte die Anwendung von *Rhodiola-rosea*-Extrakt zu erstaunlich erhöhten Überlebensraten. Russische Forscher fanden heraus, dass Rhodiola das Tumorwachstum bei Ratten um 39 Prozent hemmte, die Metastasen gingen um 50 Prozent zurück.
(https://www.researchgate.net/publication/266611219_The_influence_of_Rhodiola_rosea_extracts_on_non-specific_and_specific_cellular_immunity_in_pigs_rats_and_mice)

Hilfe bei psychischen Störungen

Bei den meisten Menschen
ist die Ruhe nichts als Erstarrung
und die Bewegung nichts als Raserei.

Epikur (griechischer Philosoph, 341–270 v. Chr.)

Rhodiola macht gute Laune, sie stimmt uns positiv! Manche Anwender werden während der Einnahme des Wurzelextrakts fast euphorisch. Es ist, als ob die Pflanze einen energetischen Schutzwall errichtete und nur noch das Positive und Wohltuende an uns heranließe – eine Art Wächter in Pflanzenform.

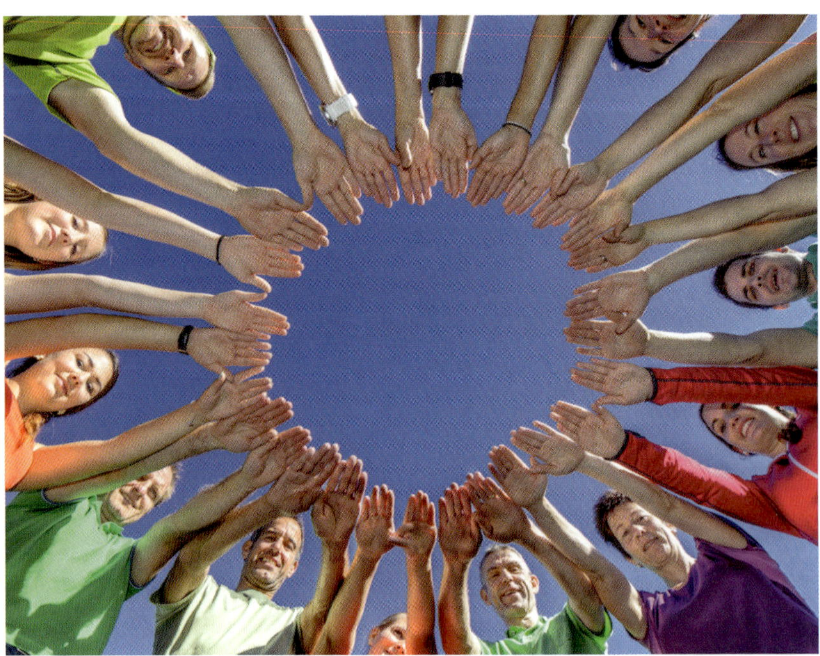

Kein Ärger, kein Problem kann uns dann noch viel anhaben. Wir reagieren gelassen und ausgeglichen. Dadurch kann sich so manche festgefahrene Situation im Job oder in der Familie schnell zum Besseren wenden.

Die Rosenwurz liebt extreme Standorte und Bedingungen. Und so, wie die Heilpflanze selbst unter lebensfeindlichen Bedingungen aufbegehrt, so hilft sie auch depressiven, mutlosen Menschen dabei, sich nicht unterkriegen zu lassen.

Depressionen

Immer mehr Menschen werden depressiv. Die WHO schätzt, dass im Jahr 2020 die Depression weltweit die zweithäufigste Erkrankung nach Herzerkrankungen sein wird. Der Absatz chemischer Antidepressiva stieg in den vergangenen Jahren rapide an. Die Praxen der meisten Psychotherapeuten sind über Monate hinweg ausgebucht. Die Heilungserfolge sind langwierig und mühsam – und leider oft erfolglos. Inzwischen geht man auch neue, alternative Wege: Forschungen über die antidepressive Wirkung von Meditation, Achtsamkeit, Dankbarkeit, Verbundenheit und Ähnlichem sowie energetische Heilverfahren kommen immer mehr ins Gespräch – ebenso natürliche Heilmittel wie Johanniskraut, Curcumin, Heidelbeeren und besonders *Rhodiola rosea*.

Deren antidepressive Wirkung entsteht durch die Kombination der rosenwurztypischen Wirkstoffe aus Rosavinen, Rosiridin und Salidrosid. Diese Pflanzenstoffe hemmen den Abbau des Glückshormons Serotonin und anderer emotionaler Botenstoffe wie Dopamin im Gehirn. So sorgen sie dafür, dass die Serotonin- und Dopaminspiegel nicht zu tief absinken – was sonst zu Antriebslosigkeit und Stimmungstiefs bis hin zu Depressionen führen kann. Indem sie den Spiegel dieser Hormone immer hoch halten, verbessern sie die Stimmungs- und Gemütslage der Betroffenen. Ein weiteres Plus der Rosenwurz ist ihre Fähigkeit, die Nervenzellen im Gehirn vor Angriffen durch Wasserstoffperoxid-Radikale und Glutamat zu schützen. Besonders der Wirkstoff Salidrosid wird für diese Schutzfunktion verantwortlich gemacht.

– Im Jahr 2007 untersuchte ein armenisches Forscherteam von der *Armenian State Medical University* die Wirkung der Rosenwurz bei leichten und mittelschweren Depressionen. Untersucht wurden 90 depressive Männer und Frauen zwischen 18 und 70 Jahren, und zwar in drei Gruppen. Sechs

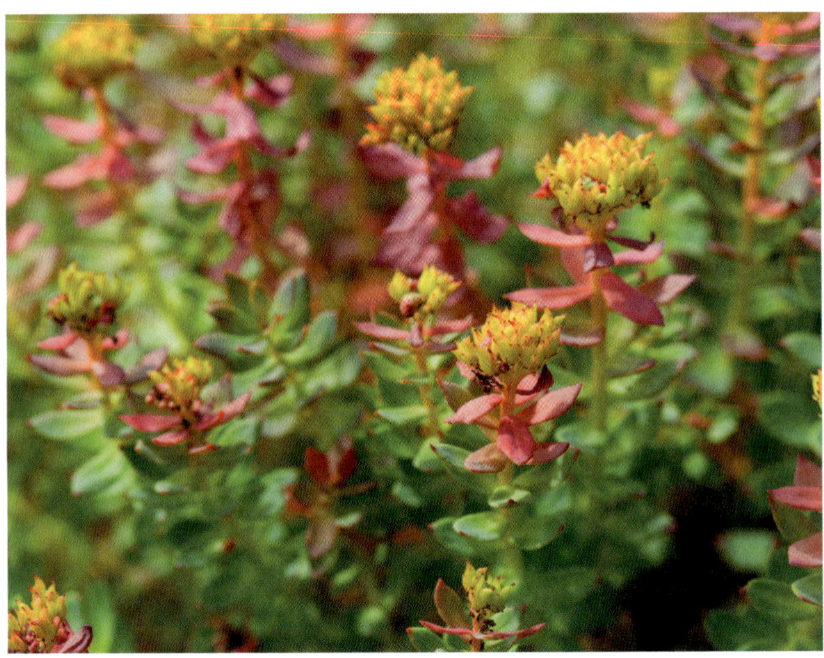

Wochen lang erhielt eine Gruppe pro Tag 340 mg Rosenwurzextrakt, eine zweite Gruppe bekam 680 mg und die dritte Gruppe erhielt ein Placebo. Der Zustand verbesserte sich bei den Studienteilnehmern der ersten beiden Gruppen – unabhängig von der Dosis. Sie erlebten bedeutende Verbesserungen, wurden emotional stabiler und hatten weniger Schlafstörungen als zuvor. Bei der Placebogruppe zeigte sich dagegen keinerlei Änderung.

- Im Jahr 2015 veröffentlichte das Fachjournal *Phytomedicine* die Ergebnisse einer Studie über 57 Probanden mit Depressionen, die drei Monate lang entweder Rosenwurzextrakt einnahmen oder Sertralin, ein häufig verwendetes Antidepressivum aus der Gruppe der Serotoninwiederaufnahmehemmer (SSRI). Das Ergebnis: Die Rosenwurz konnte die depressiven Zustände der Teilnehmer ähnlich gut verbessern wie das Sertralin – hatte jedoch viel weniger Nebenwirkungen als das synthetische Mittel.

Tipp!

Rhodiola wirkt im Winter als „Lichtbringer“. Der Extrakt erhöht im Gehirn den Transport von Vorläufern des Botenstoffs Serotonin. Ist der Spiegel des Glückshormons ausgeglichen, fühlen wir uns zufrieden und haben eine geistige Leichtigkeit. Da die Rhodiola im lichtarmen Norden wächst, kann sie auch bei Winterdepressionen aufgrund von Lichtmangel eine große Hilfe sein.

Angststörungen

Im März 2008 wurde im *Journal of Alternative and Complementary Medicine* eine Studie veröffentlicht: 10 Teilnehmer mit generalisierter Angststörung (GAD) nahmen zehn Wochen lang täglich 340 mg Rosenwurzextrakt ein. Ihre Angststörung verbesserte sich in allen Bereichen ganz signifikant: Bestehende Ängste reduzierten sich deutlich, die Teilnehmer waren weniger traurig und niedergeschlagen, wurden mutiger und zeigten mehr emotionale Harmonie. Rhodiola ist eine sehr gute Hilfe in der Akut- und in der Verarbeitungsphase von Trennungen und Todesfällen. Ideal ist die Pflanze auch für ängstliche und überfürsorgliche Menschen.

Obwohl die Studienergebnisse bei Depressionen und Angststörungen bisher insgesamt zu unterschiedlich waren, um offiziell anerkannt zu werden, kann man Rhodiola doch individuell versuchsweise einsetzen. Gerade depressive Menschen mit hysterischen und phobischen Symptomen sowie Menschen mit posttraumatischer Belastungsstörung (PTBS) können davon profitieren, ohne Nebenwirkungen befürchten zu müssen. Genaue Forschungsergebnisse über das Zusammenwirken mit chemischen Psychopharmaka gibt es leider noch nicht.

Gut zu wissen:
Rhodiola macht nicht abhängig und kann jederzeit abgesetzt werden, ohne dass man die Mittelgabe langsam ausschleichen müsste. Um ihre Vorteile voll zu nutzen, ist es günstig, den Wurzelextrakt längerfristig einzunehmen (das heißt über mehrere Monate hinweg).

Posttraumatische Belastungsstörung

Etwa 20 Prozent der Menschen, die ein schweres Trauma erlebt haben und dieses nicht richtig verarbeiten konnten (zum Beispiel Vergewaltigung, Kriegserlebnisse, schwere Unfälle), entwickeln ein Posttraumatisches Belastungssyndrom (PTBS), das verschiedene Symptome haben kann, etwa Depression, Suchttendenz, Ängste, Essstörungen, körperliche Symptome und Vermeiden von Situationen, die der traumatisierenden Situation ähneln.

Für die Angstreaktionen sind die Amygdala und der Hippocampus zuständig, beide sind Teile des limbischen Systems im Gehirn. Tierversuche zeigten, dass der wiederholte Stress bei PTBS Nervenzellen im Hippocampus zerstört. Durch den Verlust der Nervenzellen verkleinert sich der Hippocampus; dies konnte man durch Magnetresonanzmessungen feststellen. Studien, die sich mit ehemaligen Vietnamkämpfern befassen, belegen, dass stark traumatisierte Personen einen verkleinerten Hippocampus haben.

Rhodiola kann Menschen mit PTBS helfen, es beruhigt das Nervensystem, während es gleichzeitig die Nerven selbst schützt und kräftigt. Wenn das Nervensystem wieder in Balance kommt, dann ist es sehr selten, dass alltägliche Situationen extreme Reaktionen bei den Betroffenen antriggern können. Und falls es doch zu einer kritischen Reaktion kommen sollte, kann die Rosenwurz helfen, dass die Reaktion sanfter ausfällt und die Balance im Nervensystem schneller wiederhergestellt wird.

Schizophrenie

In Russland wird Rhodiola seit Langem bei der Behandlung von Schizophrenie eingesetzt. Bei schulmedizinisch-medikamentöser Behandlung werden möglicherweise dieselben Nerven, die bei Patienten mit Parkinson beschädigt sind, in Mitleidenschaft gezogen. In diesem Fall entwickeln die Patienten parkinsonähnliche Symptome wie Steifheit, Zittern und verlangsamte Bewegungen. Zur Linderung dieser Beschwerden kann *Rhodiola rosea* eingesetzt werden, vor allem dann, wenn die üblichen Medikamente nicht wirken.

Bipolare Störung

Wer unter einer bipolaren Störung leidet, muss heute meist Lithium und verschiedene Psychopharmaka einnehmen – und fühlt sich dann meist „zugedröhnt", müde, libido- und antriebslos. Das Leben gleitet sozusagen an ihm vorüber. Rhodiola kann die Batterien dieser Menschen wieder aufladen, die Stimmung stabilisieren und die Libido verbessern. In bestimmten Fällen kann es – *allerdings nur unter ärztlicher Aufsicht!* – eine wertvolle Ergänzung und Aufwertung der gängigen schulmedizinischen Behandlung sein, jedoch nur bei Patienten, bei denen die manischen Stimmungsschwankungen sehr gemäßigt auftreten. Da Rhodiola anregend wirkt, kann sie bei Menschen, die intensive manische Phasen haben, zu sehr aufputschend wirken oder sogar eine manische Phase auslösen.]

Verbesserung der Sexualfunktionen

In Sibirien gibt es den Brauch, einem Brautpaar vor der Hochzeit einen Strauß Rosenwurz zu schenken – für eine glückliche Ehe und viele gesunde Kinder. Da die Pflanze die Fruchtbarkeit beider Geschlechter erhöht, kann sie einerseits als Aphrodisiakum eingesetzt werden und andererseits eventuelle Unfruchtbarkeit behandeln.

Auf das Sexualleben hat Rhodiola eine anregende Wirkung. Zunächst einmal verstehen sich die Paare unter der Einnahme von Rhodiola schon deshalb besser, weil sie gelassener sind und bessere Laune haben. Doch auch bei sexuellen Dysfunktionen des Mannes, bei Unlust beider Geschlechter, bei Wechseljahresbeschwerden oder ausbleibender Regelblutung der Frau wirkt sie vitalisierend und ausgleichend.
(http://www.phytodoc.de/heilpflanzen/rosenwurz)

- In einer Studie an 35 Männern mit Erektionsstörung und vorzeitiger Ejakulation verbesserte sich nach Einnahme von *Rhodiola-rosea*-Extrakt (150 bis 200 mg täglich, drei Monate lang) die Sexualfunktion bei 26 Probanden; auch die Prostataflüssigkeit normalisierte sich.

- 40 Frauen mit ausbleibender Monatsblutung (Amenorrhoe) nahmen entweder zwei Mal täglich 100 mg *Rhodiola-rosea*-Extrakt ein oder sie erhielten intramuskulär den Rhodiola-Wirkstoff Rhodosin (1 ml). Ergebnis: Bei 25 Frauen stellte sich die normale Regelblutung wieder ein. Bei Frauen mit normaler Menstruation vergrößerte sich nach der Behandlung die mittlere Länge der Gebärmutterhöhle von 5,5 cm auf 7 cm (Normalgröße) – ein sehr gesundes Zeichen!

– In Einzelfällen wurden Frauen, bei denen nach den üblichen Medikamenten und Behandlungen keine Schwangerschaft eintrat, mit Rhodiola erfolgreich behandelt, das heißt, sie wurden schwanger. Hierzu fehlen jedoch bisher aussagekräftige wissenschaftliche Studien.

Tipp!
Die Einnahme von *Rhodiola rosea* oder das regelmäßige Trinken von Rhodiola-Tee (gute Qualität aus Wildwuchs!) bei Wechseljahresbeschwerden wie Nervosität, Schlaflosigkeit oder übermäßigem Schwitzen bringt vielfach Erleichterung.

Gut bei Höhenkrankheit und COPD

Forschungen mit dem Extrakt der Gekerbten Rosenwurz (*Rhodiola crenulata* – einer der *Rhodiola rosea* verwandten Art) – versprechen neue Hoffnung für COPD-Patienten. In einer Studie konnte der Pflanzenextrakt die Entzündungswerte bei Patienten mit chronisch-obstruktiver Lungenerkrankung (COPD) verbessern. Schon seit Längerem verwenden Bewohner und Bergsteiger in asiatischen Gebirgsregionen wie dem Himalaja *Rhodiola crenulata*, um die Symptome der Höhenkrankheit in den Griff zu bekommen.

Im Rahmen einer Doppelblindstudie untersuchten chinesische Wissenschaftler die antientzündlichen Eigenschaften dieser Rosenwurz-Unterart. (Hacke 2014) Drei Monate lang erhielten die COPD-Patienten entweder eine tägliche Dosis von 500 mg Rosenwurzextrakt oder ein Placebo. Bei Studienende zeigte sich ein deutlicher Anstieg der für das Immunsystem wichtigen T-Helferzellen. Gleichzeitig wurden Entzündungsparameter wie das C-reaktive Protein gesenkt. Auch in den Tests zur Messung von Lungen- und Atemvolumen schnitten die Patienten in der „Rosenwurz-Gruppe" weit besser ab als jene aus der Placebogruppe. Die Tendenz war also sehr positiv, zumal so gut wie keine Nebenwirkungen auftraten. Für eine offizielle Wirksamkeitserklärung bedarf es allerdings noch weiterer Forschungen.

Tipp!

Die *Rhodiola crenulata*, eine der *Rhodiola rosea* verwandte Art, soll bei COPD (chronisch obstruktiver Lungenerkrankung) und bei den Symptomen der Höhenkrankheit helfen. Diese Heilpflanze ist bisher nur im asiatischen Raum erhältlich, bei uns über ausländische Internetshops. Beim Kauf sollten Sie unbedingt auf die Seriosität der Anbieter und auf den Wirkstoffgehalt des Produkts achten.

Steigerung der körperlichen Leistungsfähigkeit und sportlichen Fitness

Rosenwurz wirkt körperlich stimulierend und ist daher auch für Sportler interessant: zur Steigerung der Leistung, zum Überwinden von Plateaus oder für intensive Wettkampfphasen.

Bei der Einnahme von Rosenwurzextrakt wird die Erholungszeit nach einer längeren Trainingsphase verkürzt und die Aufmerksamkeitsspanne erweitert. Der Extrakt erhöht den Spiegel verfügbarer Enzyme und Proteine, die nach dem Training für die Erholung der Muskulatur wichtig sind.

Weiterhin hat sich gezeigt, dass Rhodiola die Energieversorgung der Muskeln steigert sowie den Muskelaufbau anregt. Die Proteinsynthese im Muskel wird optimiert und es kommt zu verbesserter Sauerstoffversorgung. Die anabole (körperaufbauende) Aktivität wird gesteigert. Sportler haben deutlich mehr Energie und erzielen bessere Ergebnisse.

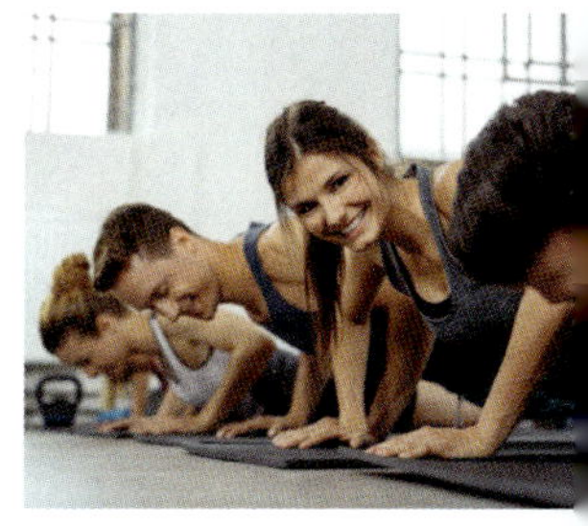

– Eine Studie aus dem Jahr 2004 zeigte, dass die Sportler, die eine Stunde vor dem Training 200 mg *Rhodiola-rosea*-Extrakt eingenommen hatten, erst später erschöpft waren als eine Placebogruppe. Gleichzeitig verbesserte sich die Lungenventilation ebenso wie die Sauerstoffaufnahme und die Kohlenstoffabgabe.
(https://www.ncbi.nlm.nih.gov/pubmed/15256690)

- 42 Biathleten, die 30 bis 60 Minuten vor dem Skirennen *Rhodiola-rosea*-Extrakt einnahmen, wiesen eine bessere Zielgenauigkeit und ein geringeres Armzittern auf. Die Einnahme erhöhte sowohl die Ausdauer als auch die Belastbarkeit.

Gewichtsreduktion und Fettverbrennung

Das Thema Übergewicht gewinnt immer mehr an Aktualität. Gemäß der zwischen 2008 und 2011 durchgeführten DEGS-Studie des Robert-Koch-Instituts ist die Hälfte der Erwachsenen in Deutschland übergewichtig. Männer sind mit 67,1 Prozent häufiger betroffen als Frauen (53 Prozent), bei einem Body-Mass-Index (BMI) über 25. Ein Viertel der deutschen Erwachsenen ist sogar krankhaft übergewichtig (adipös, BMI über 30). Bei den Kindern und Jugendlichen sind 15 Prozent übergewichtig und 6 Prozent adipös. Ursachen wie Fast Food, Bewegungsmangel und Stress werden breit diskutiert. Die Liste der empfohlenen Diäten und Schlankmacher ist schier unendlich. Vor allem in den Gruppen der adipösen und stark adipösen Menschen ist die Tendenz leider steigend.

In den USA ist die Lage noch schlimmer: Zwei Drittel der Amerikaner sind übergewichtig, 36 Prozent davon sind adipös bis stark adipös. Im Jahr 2008 waren rund um den Globus etwa 1,5 Milliarden Menschen übergewichtig oder adipös. Zum Vergleich: 1980 war es nur etwa die Hälfte davon! Bis 2030 rechnen Forscher der *Tulane University* (USA) mit 3,3 Milliarden Übergewichtigen weltweit. Noch fehlen wirksame Therapien und Abhilfe ist leider auch nicht in Sicht. Dramatisch ist dies vor allem wegen der allgemein bekannten Folgeerkrankungen (Fettleber, Herz- und Gefäßleiden, Diabetes und Bluthochdruck ...). Die Weltgesundheitsorganisation WHO führt 44 Prozent der Zuckererkrankungen und rund 40 Prozent bestimmter Krebsleiden auf Adipositas zurück.

So hilft Rhodiola beim Abnehmen

Bei regelmäßiger Anwendung über mindestens 4 Wochen wurde ein Absinken des Cortisolspiegels im Blut festgestellt. Ein dauerhaft erhöhter Spiegel dieses Stresshormons kann unter anderem Übergewicht und Adipositas begünstigen. So gibt es also Hoffnung, zum Beispiel mit der Rosenwurz Fortschritte in der Bekämpfung stressbedingter Adipositas zu erreichen.

In einer bulgarischen Studie untersuchte man den Fettverbrennungseffekt der Pflanze. Die Probanden erhielten *Rhodiola-rosea*-Wurzelextrakt. Dabei stellten die Wissenschaftler fest, dass durch den Extrakt hormonempfindliche Lipasen (Enzyme, die Fette aufspalten) aktiviert wurden, die beim „Herausbrechen“ von angelagertem Fett aus dem Gewebe eine Schlüsselfunktion haben. Untersuchungsdaten aus Georgien ergaben bei regelmäßiger Einnahme von Rhodiola einen durchschnittlichen Gewichtsverlust von 11 Prozent – ohne weitere diätetische Maßnahmen.
(http://www.diaetpillenvergleich.de/artikel-zum-thema-abnehmen/rhodiola-abnehmen/)

Kombination mit Rhododendron caucasicum

Im Altaigebirge (Sibirien) und im Kaukasus nehmen die Einheimischen zur besonders effektiven Gewichtsreduktion zwei Pflanzenextrakte ein: *Rhodiola rosea* und *Rhododendron caucasicum*. Letzterer (nicht zu verwechseln mit dem Rhododendron, der hierzulande wächst) enthält viele wertvolle Polyphenole und OPC, wertvolle Antioxidanzien, die helfen, die Zellenenergie hochzuhalten und zu reparieren. Zudem kann diese Pflanze, wenn sie zu Beginn einer Mahlzeit eingenommen wird, 20 Prozent des aufgenommenen Nahrungsfetts absorbieren. Japanische Forscher fanden weiter heraus, dass *Rhododendron caucasicum* die Freisetzung von Fett aus dem Fettgewebe stimuliert.

Bei gleichzeitiger Einnahme mit *Rhodiola rosea* ergibt sich eine Synergie: Beide regen den Stoffwechsel an, beide fördern Fettverbrennung und Gewichtsabnahme, beide verbessern Vitalität und Stimmung.

Bei einer Studie im Jahr 1997 in Moskau nahmen 273 Männer und Frauen (mit einem BMI zwischen 29 und 34) 20 Wochen lang täglich ein Mittel ein, das 200 mg *Rhodiola rosea* und 200 mg *Rhododendron caucasicum* enthält (Rhodalean 400). Zusätzlich sollten die Versuchspersonen nicht mehr als 1800 Kalorien täglich zu sich nehmen und nach dem Mittag- und dem Abendessen jeweils 20 Minuten spazieren gehen.

Das Ergebnis: Die Gruppe, die das Mittel einnahm, erzielte eine deutlichere Gewichtsabnahme (durchschnittlich 9,3 Kilo pro Teilnehmer) als die Gruppe, die ein Placebo erhalten hatte (im Schnitt 1,6 Kilo). (Brown u. a., 2004, S. 202 ff.)

Tipp!

Abnehmen leicht gemacht: Beginnen Sie mit jeweils 200 mg *Rhodiola-rosea*-Extrakt eine halbe Stunde vor dem Frühstück und eine halbe Stunde vor dem Mittagessen. Zusätzlich nehmen Sie 100 bis 200 mg *Rhododendron-caucasicum*-Extrakt direkt vor dem Frühstück und direkt vor dem Mittagessen (oder ersatzweise vor dem Abendessen) ein. Die tägliche Kalorienaufnahme sollte auf 1700–1800 Kalorien reduziert werden und viele Ballaststoffe beinhalten. Planen Sie täglich leichte Bewegung ein (zum Beispiel zwei Mal spazieren gehen). Vor der Einnahme bitte die Informationen im Kapitel Nebenwirkungen und Kontraindikationen beachten!

Einnahme und Dosierung

Die Rosenwurz ist eine sehr wirksame Heilpflanze, die die Lebensqualität vieler Menschen in der heutigen umtriebigen Zeit erfreulich verbessern und als wertvoller Ersatz für manche chemische Arznei eingesetzt werden kann.

Wichtig!
Wenn Sie gesund sind und keine weiteren Medikamente einnehmen müssen, können Sie Rhodiola-Produkte nach den hier empfohlenen Einnahmerichtlinien in Eigenregie einnehmen. Bei etwaigen Auffälligkeiten während der Einnahme sollten Sie aber immer einen Arzt zu Rate ziehen! Bitte beachten Sie vor der Einnahme auf alle Fälle sorgfältig das nachfolgende Kapitel über mögliche Nebenwirkungen und Kontraindikationen!

Die Rosenwurz gibt es in verschiedenen Darreichungsformen: als Tee, Absud, Extrakt, Pflanzenpulver, Urtinktur, als Tropfen, Kapseln, Tabletten, Globuli, als spagyrische Essenz und als Energieessenz.

Rhodiola-rosea-Präparate zur Behandlung liegen meist in Kapselform vor und sollten unbedingt standardisiert sein, das heißt: ganz bestimmte Wirkstoffmengen enthalten. Hochwertige Präparate bestehen aus konzentrierten Wurzelextrakten, also nicht nur aus dem Pulver der gemahlenen Wurzel. Das Salidrosid-Rosavin-Verhältnis sollte 1 zu 3 betragen, wenn man die gewünschte Wirkung erzielen möchte.

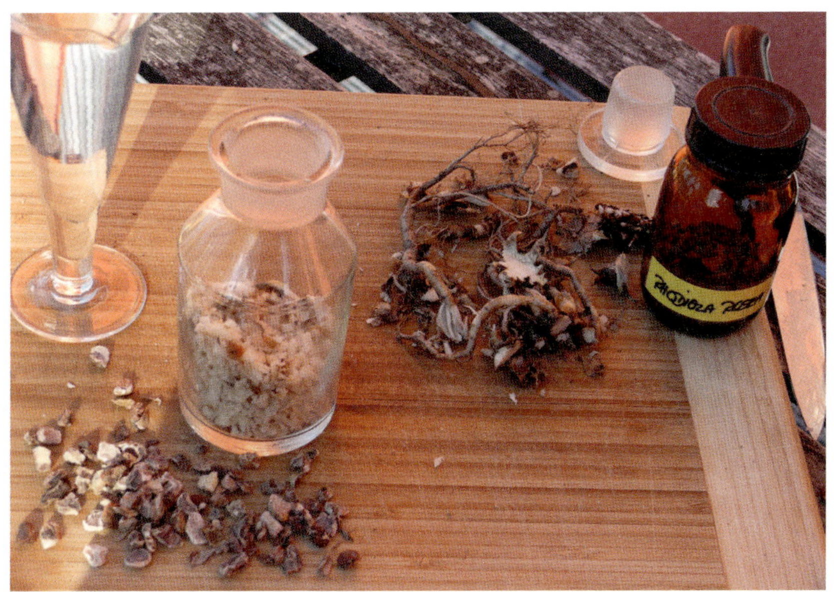

Es gibt auf dem Markt auch Mischpräparate der Rosenwurz mit anderen Adaptogenen wie dem Heilpilz Cordyceps aus Tibet und dem chinesischen „Kraut der Unsterblichkeit", Jiaogulan; durch Synergie bringen sie möglicherweise weitere Vorteile.

Empfohlen wird eine Tagesdosis zwischen 100 mg und 600 mg eines standardisierten *Rhodiola-rosea*-Extrakts – und das über einen Zeitraum von 4 Monaten oder länger. Die Tagesdosis können Sie auf zwei Kapseln pro Tag aufteilen. Die erste Dosis sollten Sie morgens vor dem Frühstück einnehmen, die andere vor dem Mittagessen. Die beste Resorption erreichen Sie, wenn Sie die Kapseln 20 bis 30 Minuten vor den Mahlzeiten zu sich nehmen. Wegen der anregenden Wirkung der Rhodiola sollten Sie die Kapseln nachmittags oder abends nicht mehr einnehmen – sonst könnten Schlafstörungen auftreten.

Am Anfang ist es sinnvoll, mit niedrigen Dosierungen zu beginnen, zum Beispiel mit 100 mg Extrakt pro Tag. So kann sich der Körper allmählich an die pflanzliche Energiequelle gewöhnen. Auch ist bei langsamer Steigerung die individuell erforderliche Dosis gut zu erkennen. Oft sind 100 bis 300 mg täglich völlig ausreichend; hoch dosierte Gaben mit 600 mg sind nur in Einzelfällen angebracht.

Tipp!
Zur Vorbeugung gegen Erschöpfung und Müdigkeit im Alltag genügen generell etwa 100 mg Rhodiola-Extrakt pro Tag. Wer sich bereits in einem Erschöpfungszustand befindet, sollte nicht mehr als 680 mg *Rhodiola-rosea*-Extrakt pro Tag zu sich nehmen. Zur Leistungssteigerung werden für Sportler täglich zwei Dosen von 100 bis 200 mg Rosenwurzextrakt empfohlen.

Mit der Einnahme sollte man am besten schon ein paar Wochen vor der Stressbelastung beginnen (wenn man sie voraussehen kann, zum Beispiel bei Prüfungen, Gerichtsterminen, Probezeiten, großen Familienfesten).

Mögliche seltene Nebenwirkungen und Kontraindikationen

Rhodiola-rosea-Extrakt gilt heute als absolut sicher und birgt keine Suchtgefahr – im Gegensatz zu vitalisierenden und antidepressiv wirkenden Medikamenten und Genussmitteln wie Kaffee oder Zigaretten. Selten beobachtete Nebenwirkungen wie Nervosität, Schlaflosigkeit, Herzklopfen oder intensive Träume sind oft auf eine zu hohe Dosis oder auf eine ungünstige Kombination mit Medikamenten zurückzuführen.

Menschen, die schnell überempfindlich reagieren, nervlich leicht erregbar sind, öfter Fieber haben und häufig Anspannung empfinden, sowie hochbetagte Personen sollten die Einnahme vorsichtig und mit geringer Dosis beginnen – und bitte nur in Absprache mit dem behandelnden Arzt!

Es gab schon Menschen, die von einer Erhöhung des Blutdrucks oder von Herzrasen bei Rhodiola-Einnahme berichteten.

Auch bei koronaren Spasmen und Blutdruckschwankungen sollte die Einnahme nur unter ärztlicher Aufsicht erfolgen.

Die Rosenwurz kann das Blut eventuell verdünnen, sodass die Einnahme vor Operationen oder bei Medikamenteneinnahme zur Blutverdünnung (zum Beispiel Marcumar) unterbleiben sollte.

Die Verträglichkeit bei Kindern unter 12 Jahren oder zu Zeiten von Schwangerschaft und Stillen wurde bisher nur wenig erforscht, sodass man in diesen Phasen besser auf die Einnahme verzichten sollte.

Tipp!
Empfindliche Menschen sollten die Rosenwurz nicht gleichzeitig mit Koffein (Kaffee, Tee) einnehmen, weil dadurch die Wirkung des Koffeins kurzfristig erhöht werden kann und sich die bekannten Überreaktionen wie Herzrasen, Schwindel oder Schwitzen, aber auch Hyperaktivität oder Angstgefühle entwickeln können. Koffein erhöht den stimulierenden Effekt von Rhodiola sehr stark. Achten Sie also darauf, 1 bis 2 Stunden vor und nach der Einnahme von *Rhodiola rosea* kein koffeinhaltiges Getränk zu sich zu nehmen. Zwar gibt es auch Personen, die mit der Kombination keine Probleme haben und beides sogar zusammen konsumieren können, aber jeder reagiert hier individuell.

Bei bestimmungsgemäßer Anwendung wurden bisher keine Risiken und Nebenwirkungen beobachtet. Dennoch sollte man bei psychischen Erkrankungen sowie bei Vorliegen von Leber- und Nierenerkrankungen vor Beginn der Einnahme Rücksprache mit einem Arzt halten.

Vorsicht!
Für Menschen mit Wahnvorstellungen und in manischen Zuständen ist Rhodiola nicht geeignet, da hier die Gefahr besteht, dass sich die Symptome verstärken.

Die Kombination mit Antidepressiva (SSRI) sollte nur mit Zustimmung und unter Aufsicht eines Arztes erfolgen. Unbeobachtet könnte es sonst zu dem gefährlichen Serotoninsyndrom kommen. (Dieses Syndrom ist gekennzeichnet durch zahlreiche Symptome wie Durchfall, Bewusstseinsstörungen, starkes Muskelzittern und ähnliche, die bis zum Tod führen können. Ausgelöst wird es durch fehlerhafte Medikamenteneinnahme und es muss notfallmäßig behandelt werden.)

Gesunde Rezepte mit Rosenwurz

Die Rosenwurz ist nicht nur eine Heilpflanze, sie ist auch ein normales Nahrungsmittel, vor allem in den nordischen Ländern. In den kalten Zonen Chinas, Russlands und in Nordeuropa, wo sie beheimatet ist, werden die jungen Blätter und Triebe der Rosenwurz roh oder gekocht wie Spinat verzehrt – meist allerdings gemischt mit anderem Gemüse, weil sie leicht bitter schmecken. Die Stängel isst man gekocht wie Spargel. In Nordamerika wurde die Rosenwurz bei den Indianern vor dem Verzehr milchsauer fermentiert – ähnlich wie Sauerkraut. Eskimos essen die Wasser speichernden Blätter roh als Durstlöscher, entweder pur oder in Öl eingelegt. Die nordskandinavischen Samen (Lappen) essen sie als knackigen Salat mit Dressing und verschiedenen Räucherfischen.

Aus dem Saft der Blätter und Wurzeln kann ein nach Rosen duftendes Öl destilliert werden, eine preiswerte Variante gegenüber dem echten Rosenöl, das sehr teuer ist. Auf dem Lebensmittelmarkt ist Rhodiola auch bei uns schon in verschiedenen Produkten als Zutat enthalten: zum Beispiel in dem Getränkepulver Neuronade oder in der Kräutermischung Adapto-Botanico-Mix von Amamprana, in Badesalzen, Fitnessgetränken und Gels.

Duftkissen und Insektenabwehr

Die Wurzel war früher sehr begehrt und wurde gegen Wein, Früchte oder Öl eingetauscht. Sie duftet übrigens nur im trockenen Zustand stark rosenartig und kann so für Duftkissen oder als Zugabe in Potpourris (Gefäße mit wohlriechenden Pflanzenbestandteilen) verwendet werden. Die getrocknete Hauptwurzel wird in nordischen Ländern oft auch zur Insektenabwehr in Räumen aufgehängt.

Mindestens 100 Jahre alt soll man werden, wenn man täglich Rosenwurztee genießt – das behauptet ein sibirisches Sprichwort. Daher folgt hier zunächst das Rezept für den Tee:

Rosenwurztee: hustenlösend, schmerzlindernd, antidepressiv

1 Teelöffel getrocknete *Rhodiola-rosea*-Wurzel
(aus der Apotheke)
mit 200 ml kochendem Wasser übergießen,
5–10 Minuten abgedeckt ziehen lassen,
dann abseihen und sofort trinken.
Täglich 2–3 Tassen trinken (morgens bis mittags).

Anti-Stress-Inhalation: hilft bei Kopfweh und innerer Anspannung

3 g getrocknete *Rhodiola-rosea*-Wurzel
5 g getrocknete Ingwerwurzel
300 ml Wasser

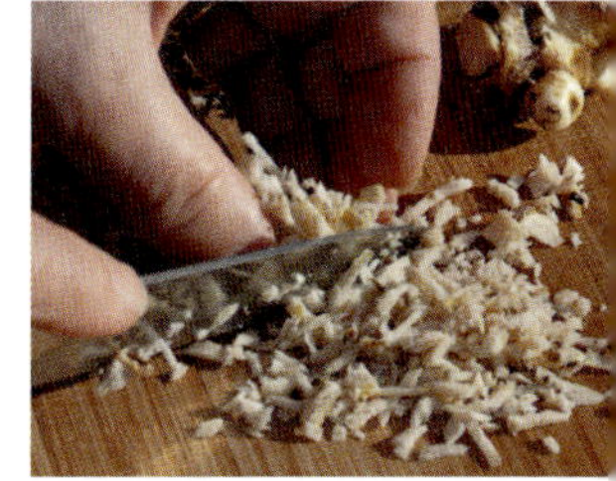

Die zerkleinerten Wurzelteile in einer Schüssel mit heißem Wasser übergießen, den Kopf über die Schale halten und mit einem Handtuch abdecken. Die heilsamen Düfte einige Minuten lang tief durch Nase und Mund einatmen. Bei Bedarf mehrmals täglich wiederholen.

Adaptogen-Mix: für innere Harmonie

Für 30 Portionen:
30 g *Rhodiola-rosea*-Wurzel
30 g Ginseng-Wurzel
30 g Taiga-Wurzel (alle getrocknet und zerkleinert)

Alle Zutaten miteinander vermischen und in einem lichtgeschützten Gefäß aufbewahren.

Pro Portion 1 Teelöffel der Mischung in einen Topf mit 250 ml kaltem Wasser geben und langsam zum Kochen bringen. Das Ganze dann 20 Minuten zugedeckt ziehen lassen, abseihen und trinken.

Bei Stress und Nervosität kann man über den Tag verteilt 3 Tassen trinken; als Trinkkur für 1 bis 2 Monate geeignet.

Anti-Aging-Tee: schützt die Zellen und hilft, Schwermetalle auszuleiten

Am besten legen Sie gleich einen Vorrat für etwa 40 Tassen an:
25 g Fenchelfrüchte
25 g getrocknete Jiaogulanblätter
25 g *Rhodiola-rosea*-Wurzel
25 g getrocknetes Zistrosenkraut

Alle Zutaten mischen und in einem lichtgeschützten Gefäß aufbewahren.

Für 1 Tasse einen gestrichenen Teelöffel der Mischung mit 250 ml kochendem Wasser übergießen, 10 Minuten abgedeckt ziehen lassen, abseihen und trinken. Täglich 2–3 Tassen trinken; als Trinkkur für 2 Monate geeignet.

Wachmacher-Tee: bei Müdigkeit und Erschöpfung

30 g getrocknete *Rhodiola-rosea*-Wurzel zerkleinern und 20 g getrocknete Guarana-Samen grob hacken, beides mischen und aufbewahren.

1 Teelöffel der Mischung mit 250 ml Wasser in einen Topf geben, zum Kochen bringen und dann abseihen. Täglich 1–2 Tassen trinken.

Rosenwurz hilft Ihnen dabei, sich nach Anstrengungen schneller zu erholen; Guarana gibt einen frischen Vitalkick.

Rosenwurztinktur: hilft bei Diabetes und stärkt die Immunabwehr

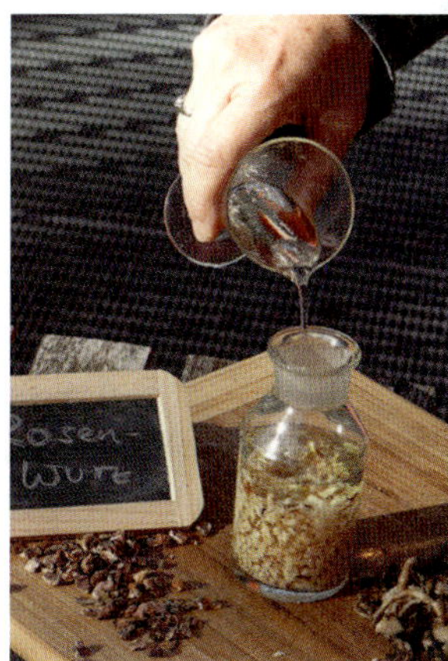

50 g getrocknete, zerkleinerte Wurzel mit 500 ml vierzigprozentigem Alkohol übergießen (zum Beispiel Wodka oder Grappa), 2 Wochen an einem ruhigen, dunklen Ort ziehen lassen, abgießen – fertig.

Jeweils eine halbe Stunde vor jeder Mahlzeit 20 Tropfen einnehmen.

Auszug zur Wundbehandlung

1 Esslöffel getrocknete *Rhodiola-rosea*-Wurzel mit 300 ml kochendem Wasser übergießen. In einer Thermoskanne 4 Stunden ziehen lassen. Die Flüssigkeit abseihen und innerhalb von 3 Tagen als Grundlage für die Behandlung von entzündlichen Hauterkrankungen, eitrigen Wunden oder Dekubitus (Wundliegen) verwenden (eventuell in Verbindung mit Lotionen und Kompressen).

Rosenwurzwein: vitalisiert und hebt die Stimmung

100 g getrocknete und zerkleinerte Rosenwurz 4 Wochen lang in 1 Liter gutem Rotwein ziehen lassen, abseihen – fertig. Davon einmal täglich ein Schnapsglas voll einnehmen (morgens oder vormittags – nicht abends!).

Frühstücksbrei mit Hafer und Rosenwurz

Hafer enthält das Nervenvitamin B_1; es beschleunigt die Reizübertragung zwischen den Nervenzellen und erhält das Nerven- und Muskelgewebe – eine gute Ergänzung zur Rosenwurz mit ihren adaptogenen Eigenschaften.

200 ml Wasser
1 TL getrocknete Rosenwurz
4 EL Hafer-Schmelzflocken
2 TL Honig

Mit dem kochendem Wasser die getrocknete Wurzel aufgießen, einige Minuten ziehen lassen, abseihen, dann Honig darin auflösen, schließlich die Haferflocken dazugeben und gut vermischen.

Feinstoffliche Wirkungen von *Rhodiola rosea*

Die Rosenwurz verbessert und verfeinert auch unsere Ausstrahlung. Die Wissenschaft erkennt in den letzten Jahren immer mehr: Wir sind nicht nur Fleisch und Blut, es sind nicht nur Atome und Moleküle, die unseren Körper aufbauen. Wir sind auch Lichtwesen. (Quelle zu diesem Kapitel: Ashatur 2017) Es war der deutsche Biophysiker Fritz-Albert Popp, der das Licht, das den Lebewesen innewohnt und von ihnen ausstrahlt, entdeckte und dafür den Begriff „Biophotonen" prägte.

Dass in unseren Zellen Photonen („Lichtteilchen") existieren und von dort aus wirken, wird heute grundsätzlich kaum noch

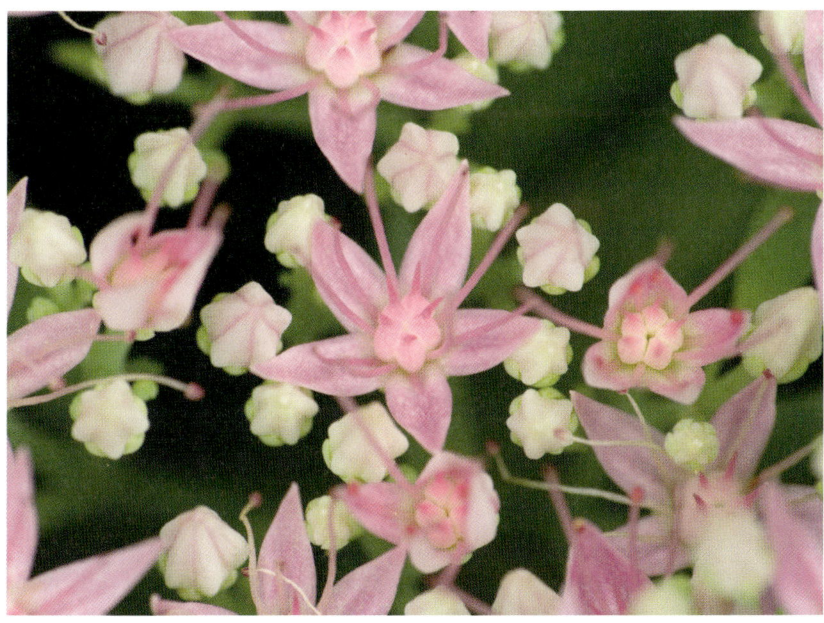

angezweifelt. Sie werden vom menschlichen Körper ausgestrahlt und können grundlegende Prozesse innerhalb der Kommunikation von Zelle zu Zelle und in der DNA bewirken. Die Ausstrahlung der Biophotonen kann man inzwischen auch messen – das Ergebnis zeigt den Status des Energiestoffwechsels in unseren Zellen an.

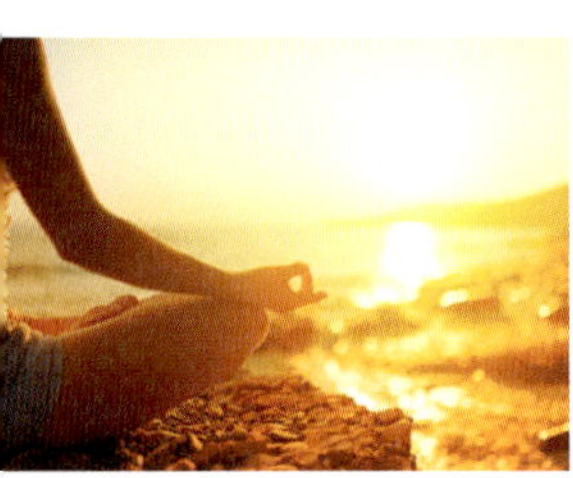

Menschen, die regelmäßig meditieren, haben nach Forschungsergebnissen eine niedrigere, ultraschwache Photonenemission; das hängt mit dem niedrigen Niveau von oxidativem Stress und mit der reduzierten Anzahl von freien Radikalen im Körper zusammen – ein gesunder, vitaler Zustand als Folge regelmäßiger Mediationspraxis. (Ashatur, a. a. O.)

Interessanterweise wurde auch bei Tests mit Rhodiola festgestellt, dass die Pflanze das Niveau der vom Körper der Probanden ausstrahlenden Biophotonen reduzieren kann. In einer Studie (veröffentlicht im Jahr 2009 in der Zeitschrift *Phytotherapeutic Research*) wurde festgestellt, dass *Rhodiola rosea* eine signifikante Abnahme der Photonenemissionen bei denjenigen bewirkte, die den Pflanzenextrakt für eine Woche einnahmen (im Vergleich zur Placebogruppe). Dies darf als ein weiterer Beleg für die Stress reduzierende und antioxidative Kraft der Wurzel aus dem Norden gesehen werden. (Ebd.)

Homöopathie – Rosenwurz in Form von Globuli

In der Homöopathie wird Rhodiola bei Stress, Burn-out und nervlicher Überanstrengung empfohlen. Die Pflanze hilft dabei, mehr im Hier und Jetzt anzukommen und zu leben und in allem ein adäquates, gesundes Maß zu finden.

Tipp!

Rhodiola-rosea-Globuli sind in Deutschland leider bisher nicht erhältlich, in Österreich sind bisher nur die verwandten Arten *Rhodiola dumulosa* und *Rhodiola heterodonta* als Globuli bestellbar – jeweils in den Potenzen C12, C15, C30 sowie LM1 (www.remedia.at).
Man kann in Online-Auslandsapotheken (vor allem in Schweden oder Russland) nachfragen oder versuchen, sich die Globuli in speziellen Apotheken herstellen zu lassen.

Auf der *spirituellen Symptomebene* hilft Rhodiola in der homöopathischen Potenz C4 bei Problemen mit Themen wie: Anpassungsfähigkeit, aufrecht dastehen, Ausdauer, Extrembedingungen, Extrembelastungen, Aktivierung des dritten Auges, Ich-Auflösung, Erfolg finden, Leistungskraft, Lösungsstrategien finden. Auf der *geistigen Symptomebene* geht es um Themen wie Enttäuschung, mangelndes Erinnerungsvermögen, Gedächtnisschwäche, Konzentrationsschwierigkeiten, Lernschwierigkeiten, Prüfungsangst, Versagensängste. Hier setzt man Rhodiola in der homöopathischen Potenz C3 ein.

Auf der *körperlichen Symptomebene* (in der Potenz C1) hilft Rhodiola bei Abgeschlagenheit, Anämie, Blutarmut, Bluthochdruck, Burn-out, Erkältung, Erschöpfung, Hepatitis, Höhenkrankheit, Impotenz, Infektanfälligkeit, Unfruchtbarkeit, Krebs,

Migräne, Leistenbruch, Alzheimer, Parkinson, Schlaflosigkeit, Schwäche, Übergewicht, Untergewicht und bei verminderter Wahrnehmungsfähigkeit.

Auf der *seelischen Symptomebene* (in der Potenz C2) spricht Rhodiola Probleme an wie Angst, Anspannung, Depressionen, Frustration, Reizbarkeit, Stress.

Schamanische Reise – Das Geheimnis der Rosenwurz

Es gibt bis heute mehr als 500 wissenschaftliche Studien über *Rhodiola rosea*. Nun fehlt zur ganzheitlichen Beschreibung noch die geistig-seelisch-spirituelle Seite der Pflanze, die sich bisher jeglicher rationalen „Überprüfung“ entzieht. Was wirkt da wirklich im Hintergrund? Etwas wie eine höhere Intelligenz in der Natur scheint diese Wirkstoffe zunächst einmal zu entwickeln und dann zur Heilung zu aktivieren. Obwohl der heutige „aufgeklärte“ Mensch oft nur das gelten lässt, was man messen und beweisen kann, wirkt sie dennoch in uns – die Seele der Rosenwurz. Ziel einer ganzheitlichen Heilung ist nicht nur das Verschwinden des Symptoms (zum Beispiel ein Magengeschwür), sondern das Gesunden des ganzen Menschen auf allen Ebenen – körperlich, geistig, seelisch und spirituell.

Die alten Weisen in Indien und die Schamanen haben ihr Wissen über die Pflanzen zunächst einmal von den Pflanzen selbst erfahren. Quelle scheint eine Art „Urwissen für alle“ zu sein, in das man sich nur einklinken kann, wenn man sich auf die innere Wahrnehmung einlässt. Manche nennen es „morphogenetisches Feld“, manche „HerzIntelligenz®“ oder ähnlich.

„Pflanzen sind sinnlich-übersinnliche Wesen“, schreibt der Ethnobotaniker Prof. Wolf-Dieter Storl in seinem Buch *Pflanzendevas. Die geistig-seelischen Dimensionen der Pflanzen*, Aarau: AT Verlag, 2014). „Sie stehen mit einem Fuß in der jenseitigen, mit dem anderen in der hiesigen Welt, und vermitteln zwischen den beiden. Sie sind heile Wesen. Und weil sie heil sind, können sie auch uns heilen, unsere leidenden Leiber wie auch unsere verwundeten Seelen.“

Die alten indischen Rishis (Seher) empfingen ihr Wissen, indem sie sich in eine heilige Stimmung versetzten. In anderen Kulturen erfuhren die Menschen durch die stille Beobachtung der Natur etwas über die Heilkraft der Pflanzen.

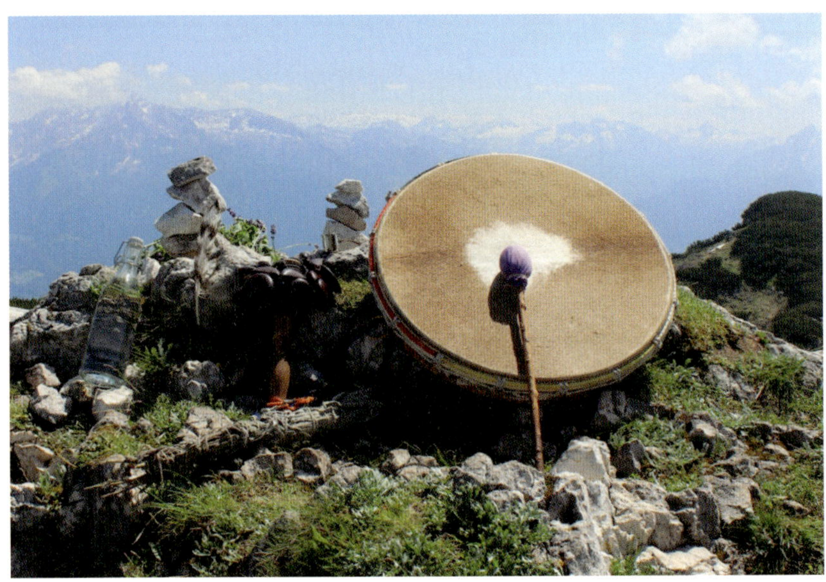

Schamanen können durch Trancetechniken (Trommeln, Tanzen) aus dem alltäglichen Bewusstsein heraustreten, mit den Geistwesen zum Beispiel von Pflanzen kommunizieren und dabei Botschaften über ihre Heilkräfte empfangen. Angesprochen wird bei solchen Riten nicht die einzelne Pflanze, sondern der Archetypus der jeweiligen Pflanzenart.

Da es bisher über die geistig-seelische Essenz der Rosenwurz nur sehr wenig Erkenntnisse gibt, unternehme ich eine schamanische Trommelreise zur Pflanzendeva der *Rhodiola rosea*, um sie nach ihrer Heilwirkung im spirituellen Bereich zu befragen. Vorab: Das hier Genannte kann natürlich keinen allgemeinen Anspruch auf Gültigkeit erheben. Es soll vielmehr ein Anreiz sein, sich selbst einmal mit der feinstofflichen Wirkung der nordischen Heilwurzel vertraut zu machen.

Ich erhalte auf meiner Trancereise zahlreiche erstaunliche und wunderbare Antworten von der Rosenwurz-Deva, zum Beispiel folgende:

Ich bin ein Problemlöser auf allen Ebenen.

Anpassung ist mein Geheimnis.

Ich helfe den Menschen, so zu sein, wie sie gedacht sind. Alle Muster in uns, die stressgeboren sind, fallen ab – und du erkennst wieder deinen Weg.

Im Kontakt mit mir erfahren die Menschen Freude, Liebe, reines Bewusstsein – Verbundenheit mit allem.

Ich bin eine heilige Pflanze, von den Göttern geschickt. In mir gibt es innere Zahlen- sogenannte Urzahlen – diese werden bei der Anwendung mit den derzeitigen Zahlen im Menschen verglichen – und diese werden dann auf die Urzahlen (Harmonie in allem) zurückgesetzt.

Der Mensch ist nach der Begegnung mit mir wieder gut in seiner Spur! –

Mein Eindruck: Es ist eine große, ausgeklügelte Kraft, eine hohe Intelligenz der Natur, die sich hier mitteilt. Die Rhodiola kommt zur rechten Zeit zu uns – als Hilfe für alle Ebenen. Danke!

Extra: Was sonst noch gegen Stress hilft

„Waldbaden"

Die Rhodiola ist in den heutigen Zeiten ein wertvoller Schatz, um besser gegen Stress gewappnet zu sein. Allgemein bekannt ist, dass regelmäßige Bewegung, Sport, Sauna, Kneippgüsse, Ruhepausen, ein erfülltes Privatleben mit guten Freunden und interessanten Hobbys, ausreichend Schlaf und gesunde Ernährung weitere Pluspunkte auf dem Anti-Stress-Konto bringen.

Darüber hinaus gibt es noch weitere Maßnahmen, die helfen, dem Alltagsstress zu entkommen, und die erst neuerdings wissenschaftlich bestätigt wurden, zum Beispiel regelmäßige Aufenthalte in der Natur, insbesondere „Waldbaden". Dieser neue Trend zur Gesundheitsvorsorge aus Japan nennt sich „Shinrin-yoku" – also „Waldbaden" oder „Einatmen der Waldatmosphäre".

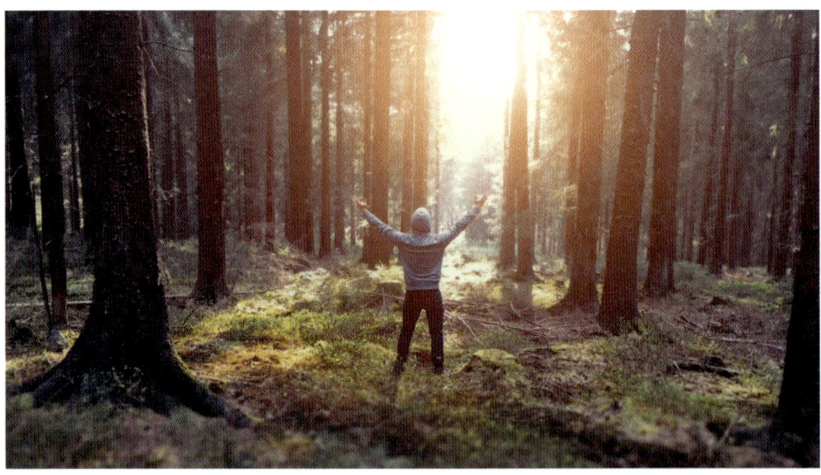

Im Wald ist – neben guter Luft – die traumhafte Ruhe absoluter Trumpf. Je weiter man in den Wald hineingeht, desto wirksamer wird sie. Es ist eine Atmosphäre, in der man mühelos wieder zu sich finden kann. Der Halbschatten und das viele Grün wirken beruhigend auf unser System. Wer seine Sinne für diese intensive Natur öffnet, wird bald in eine positive Stimmung versetzt, kann Negatives loslassen. Wer nicht so gut zu Fuß ist, kann sich im Wald auch einfach eine Weile auf eine Bank oder eine Baumwurzel setzen.

Im Wald trifft das kommunikationsfähige Immunsystem des Menschen auf die kommunizierenden Pflanzen. Das gesundheitliche Potenzial, das hierbei entsteht, ist sagenhaft. So sehr, dass 2012 an japanischen Universitäten ein eigener medizinischer Forschungszweig gegründet wurde: „Forest Medicine“ oder Waldmedizin. Innerhalb kurzer Zeit begannen Wissenschaftler überall auf der Erde, sich an dieser Forschung zu beteiligen. Wer Waldluft einatmet, inhaliert einen wertvollen Cocktail aus bioaktiven Substanzen, die von Pflanzen an die Waldluft abgegeben werden.

Der Wald steigert über die Kommunikation mit unserem Unbewussten unsere Konzentration, er entspannt uns und hilft beim Abbau von Stress. So wird etwa das Stresshormon Cortisol beim bloßen Aufenthalt im Wald zurückgefahren. Im Wald senkt sich der Blutdruck und die Herzfrequenz stabilisiert sich. Zugleich wird im Körper vermehrt das Hormon DHEA gebildet. DHEA gilt als Herzschutz-Substanz. Es schützt nicht nur das Herz, sondern auch den ganzen Menschen, zum Beispiel vor Diabetes, und es reduziert die Gefahr der Fettleibigkeit.

Die Energie des Waldes aktiviert unseren Vagus, den Nerv der Ruhe und Regeneration, der für unsere Entspannung und die Wiederherstellung unserer körperlichen und geistigen Ressourcen zuständig ist.

Als „grüne Couch“ mindert der Wald – bei regelmäßigen Aufenthalten – Symptome und Belastungen bei Angst- und Panikstörungen, Depression, Burn-out, chronischem Müdigkeitssyndrom, Beziehungs- und Sinnkrisen, beruflichen Krisen und vielem mehr.

Waldluft erhöht die Anzahl der natürlichen Killerzellen (eine Form der weißen Blutkörperchen, die den Körper unter anderem vor Viren und entarteten, möglicherweise kanzerogenen Zellen schützen können). Ein ausgedehnter Waldspaziergang erhöht die Aktivität unserer natürlichen Killerzellen für etwa sieben Tage.

Tipp!
Nach Regen oder bei Nebel schwirren besonders viele Anti-Krebs-Terpene in der Waldluft umher. Dann ist das „Waldbaden“ besonders effektiv.

Weitere Anti-Stress-Tipps

- Achtsamkeit – hier insbesondere das Programm MBSR (Stressbewältigung durch Achtsamkeit)
- Dankbarkeit – Eine dankbare Haltung dem Leben und dem Alltag gegenüber reduziert Stress; das belegen neue Studien.
- EFT (*Emotional Freedom Technique*), auch Klopfakupressur genannt
- Intermittierendes Fasten (regelmäßige Fastentage, zum Beispiel 1 Tag pro Woche oder alle 3 Tage fasten, an den anderen Tagen ganz normal essen) – dies stärkt Immunabwehr und Stressresistenz.
- Meditation – insbesondere TM (Transzendentale Meditation)

- Nein sagen: Sagen Sie öfter mal nein! Das bloße Aussprechen einer Verneinung kann als Blitzableiter dienen, mit dessen Hilfe innerlich angestaute Widerstände sich „automatisch“ abführen lassen.
- Paranüsse: Sie sind die reichhaltigste und natürlichste Quelle für Selen und sie beruhigen das Nervensystem wie keine andere Nuss. Laut einer aktuellen Studie der *University of Wales* hilft der Verzehr von nur drei Paranüssen am Tag dabei, die Stimmung entscheidend zu verbessern, das Gefühl von innerer Ruhe zu vermitteln, Angstgefühle zu reduzieren und das allgemeine Energieniveau zu erhöhen.
- Spezielle Nahrungsmittel, die die Nerven stärken: zum Beispiel die Getreide Amarant und Quinoa (enthalten nervenberuhigendes Tryptophan), Süßkartoffeln, Yamswurzel, grüner Tee, Kakao, Papaya, Leinsamen sowie Knoblauch (enthält viel Vitamin B_6, das das Gehirn dringend braucht; sonst kann es Eiweiß nicht verarbeiten, was wiederum für Energie und Leistungsfähigkeit entscheidend ist).
- Weniger und gesünder essen: Reduktion der täglichen Kalorienmenge auf maximal 1600–1900 Kalorien pro Tag bei gesunder Mischkost und gleichzeitiger optimaler Vitalstoffversorgung (insbesondere Omega-3-Fettsäuren, Vitamin D, Magnesium und B-Vitamine) sowie Verzicht auf Zucker und Weißmehlprodukte – dies alles stärkt den Organismus grundlegend, sodass er in Stresssituationen ruhiger bleiben kann, seltener krank wird und man letztendlich länger und gesünder lebt.

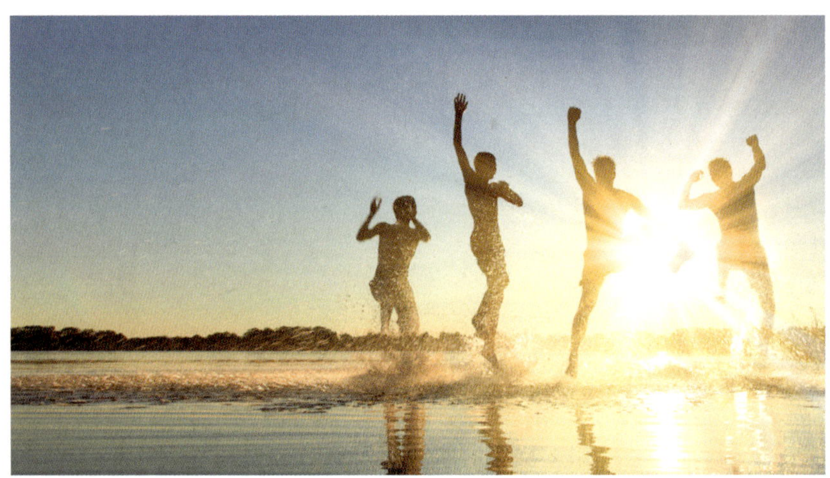

Ausklang

Wie schwer ist ein Glas Wasser?

Eine Psychologin ging durch einen Saal mit Studenten, wo sie Stressbewältigung unterrichtete. Als sie ein Glas Wasser hochhielt, erwarteten alle die Frage: „Halb voll oder halb leer". Stattdessen fragte sie lächelnd: „Wie schwer ist dieses Glas Wasser?"

Die Antworten reichten von 200 g bis 500 g.

Sie entgegnete: „Das wahre Gewicht ist unwichtig. Es kommt darauf an, wie lange ich es halte.

Wenn ich es für eine Minute halte, ist es kein Problem. Wenn ich es für eine Stunde halte, wird mein Arm schmerzen. Wenn ich es einen Tag lang halte, wird sich mein Arm ganz taub anfühlen. In jedem Fall ändert sich das Gewicht des Glases nicht. Aber je länger ich es halte, desto schwerer wird es."

Der Stress und die Sorgen im Leben sind wie dieses Glas Wasser. Denk ein wenig darüber nach – und nichts passiert. Denk ein wenig länger darüber nach – und sie beginnen weh zu tun. Und wenn du den ganzen Tag an sie denkst, fühlst du dich wie gelähmt – unfähig, irgendetwas zu schaffen. Denke also rechtzeitig daran, das Glas abzustellen!

(Autor unbekannt)

Gehe deinen Weg ruhig inmitten von Lärm und Hast
und wisse, welchen Frieden die Stille schenken mag.

Irischer Segenswunsch

Quellen und empfohlene Literatur

Accolla, Dylana, u. Yates, Peter: *Traditionelle chinesische Medizin*, München: Bassermann, 1996

Angier, Nathalie: "Brain is a Co-Conspirator in a Vicious Stress Loop", in: *New York Times* vom 17.8.2009

Ashatur: „Biophotonen", siehe: http://bewusst-vegan-froh.de/biophotonen-der-menschliche-koerper-emittiert-licht-kommuniziert-mit-licht-und-ist-aus-licht-gemacht/ (21.3.2017)

Bastigkeit, Matthias: „Rhodiola rosea in der naturheilkundlichen Praxis", in: *Paracelsus Magazin,* Nr. 12/95

Berling-Aumann, Nadine: *Super Herbs*, München: blv, 2016

Brown, Richard P., Gebarg, Patricia L., mit Graham, Barbara: *The Rhodiola Revolution*, Emmaus u. New York: Rodale Books, 2004

Childre, Doc, u. Martin, Howard: *Die HerzIntelligenz-Methode*, Kirchzarten: VAK, 2012

Christianson, Alan: *Schlank ohne Stress*, München: Goldmann, 2016

Ehrenberger, Doris: „Rhodiola rosea – Die Kraftpflanze der Wikinger", in: *natürlich*, Nr. 4/2014

Gräfe, Kerstin A.: „Rhodiola rosea – Gelassener agieren", in: *Pharmazeutische Zeitung*, Nr. 42/2014

Hacke, Daniela: „Rosenwurz macht die Lunge frei", siehe: https://www.carstens-stiftung.de/artikel/rosenwurz-macht-die-lunge-frei.html (2014)

Hemmerich, Fritz Helmut: *Wendepunkt Burnout*, Augsburg: MaroVerlag, 2011

Kabat-Zinn, Jon: *Gesund durch Meditation*, Frankfurt: Fischer Tb. Verlag, 2009

Leutnant, Natalia: „Rosenwurz – die Pflanze für innere Harmonie", in: Themenheft „Heilung für die Seele" von *raum und zeit*, 2017, S. 80–83

Meck, Georg: „Burn-out-Syndrom – erschöpft, müde ausgebrannt", auf FAZ.net vom 8.3.2010: http://www.faz.net/aktuell/gesellschaft/gesundheit/burnout-syndrom-erschoepft-ausgebrannt-arbeitsmuede-1953421.html

Noll, Andreas, u. Kirschbaum, Barbara (Hrsg.): *Stresskrankheiten*, München: Elsevier, 2006

Panossian, A., Wikman, G., u. Sarris, J.: "Rosenroot (Rhodiola rosea): traditional use, chemical composition, pharmacology and clinical efficacy", in: *Phytomedicine* 17, Nr. 7/2010, S. 481–493

Saint-Exupéry, Antoine de: *Der kleine Prinz,* Düsseldorf: Karl Rauch Verlag, 2001

Schilcher, Heinz, Kammerer, Susanne, u. Wegener, Tankred: *Leitfaden Phytotherapie*, München: Elsevier, Ausgaben 2000 bis 2010

Servan-Schreiber, David: *Die neue Medizin der Emotionen*, München: Goldmann, 2006

Spiegel online: Psychologie: „Stresshormon mindert Bereitschaft zum Risiko", von khü/dpa, 18.2.2014; siehe: http://www.spiegel.de/wissenschaft/mensch/dauerstress-macht-banker-und-aktienhaendler-risikoscheu-a-954122.html

Vigl, Sebastian: „Rhodiola rosea bei Chronic Fatigue Syndrom", in: *Erfahrungsheilkunde*, Nr. 6/2014, Seite 325–331 (https://sebastianvigl.de/wp-content/uploads/2011/12/Sonderdruck_325-331_Wissen_Vigl.pdf)

Watzlawick, Paul: *Anleitung zum Unglücklichsein*, München: Piper, 1983

Winston, David, u. Maimes, Steven: *Adaptogens. Herbs for stamina and stress relief*, Rochester: Healing Arts Press, 2007

Wyss, Reto: *Stress überwinden mit EFT*, Aarau: AT-Verlag, 2007

Yance, Donald R.: *Adaptogens in medical herbalism*, Rochester: Healing Arts Press, 2013

Weitere interessante Links:

http://www.phytodoc.de/heilpflanzen/rosenwurz
https://www.zentrum-der-gesundheit.de/rosenwurz-die-wirkungen.html

Bildquellenverzeichnis

Ursel Bühring (Freiburger Heilpflanzenschule): Seite 10, 16, 17, 18, 31, 39, 59, 81, 87, 89

Fotolia.com: Seite 12 (© Carola Vahldiek), 13 (© Наталья Богородская), 20 (© Jamrooferpix), 22 (© milanmarkovic78), 28 (© ARochau), 32 (© Yong Hian Lim), 35 (© felix), 43 (© pikselstock), 47 (© Light Impression), 54 (© www.centquatre.de), 64 (© ARochau), 66 (© oleshkonti), 75 (© contrastwerkstatt), 91 (© Ivan Trizlic), 92 (© JenkoAtaman), 96 (© Jochen Eurich), 98 (© AA+W), 102 (© Thaut Images)

Bettina-Nicola Lindner: Seite 109

Pixelio.de: Seite 24 (© D. Braun)

Über die Autorin

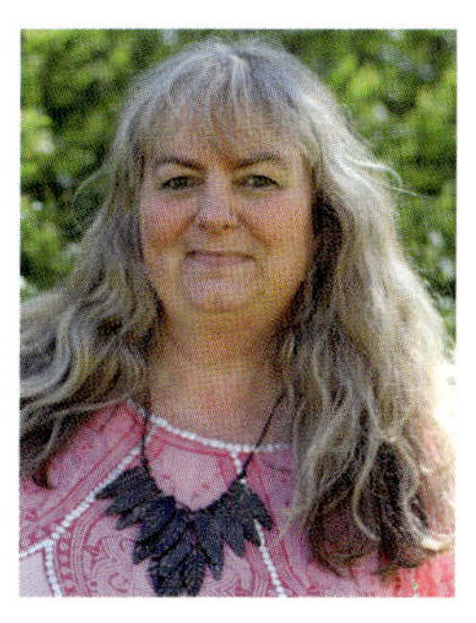

Bettina-Nicola Lindner hat Kommunikationswissenschaften und Psychologie studiert und eine Ausbildung zur Redakteurin absolviert. Seit rund 30 Jahren arbeitet sie als Journalistin und Autorin – vorwiegend im Gesundheitsbereich. Ihre Themenschwerpunkte sind: Naturheilkunde, Ganzheitsmedizin, Prävention, Bewusstseinsentwicklung und spirituelles Heilen. Sie war sowohl Medizinredakteurin bei diversen großen Publikumszeitschriften als auch viele Jahre Chefredakteurin der Gesundheitszeitschriften *Heilpraxis Magazin* (Deutschland) und *natürlich GESUND* (Schweiz).

Sie ist Gesundheitspraktikerin (BfG/DGAM) und hat sich viele Jahre in ganzheitlichen Therapien fortgebildet (unter anderem Heilpflanzen, Schamanismus, Focusing, Quantenheilung, Psychosomatische Energetik, Psychotherapie, Mentalfeldtechniken, Meditation, Coaching, Mindflow). Sie ist Autorin zahlreicher Artikel und mehrerer Bücher über natürliche Gesundheit und lebt in der Nähe von Freiburg.

Kontakt: lindner.bettina@t-online.de

Bettina-Nicola Lindner:

Die Heidelbeere, das blaue Gesundheitswunder

Schützt Gehirn und Gefäße, stabilisiert den Blutzucker, hemmt Entzündungen

Leseprobe: www.vakverlag.de

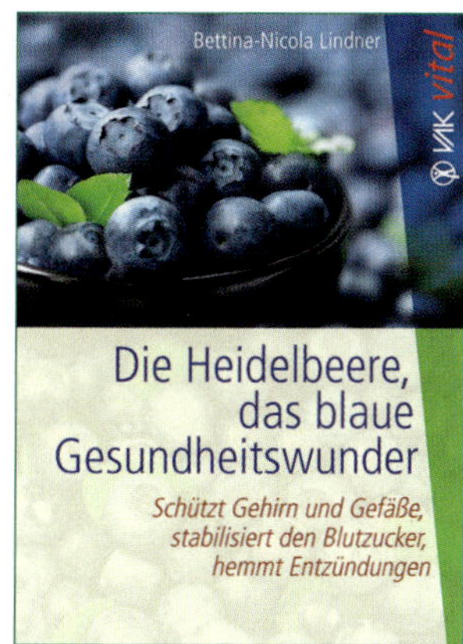

Heidelbeeren schmecken nicht nur gut, sondern sind auch außerordentlich gesund. Die enthaltenen Anthocyane, d.h. sekundäre Pflanzenstoffe, wirken entzündungshemmend und beugen Ablagerungen in den Blutgefäßen vor. Sogar bei neurodegenerativen Erkrankungen hilft die kleine Beere: Mit ihrer positiven Wirkung auf die „Glücksbotenstoffe" Dopamin und Serotonin unterstützt sie den Gehirnstoffwechsel. Hier finden Sie alle Informationen und neueste Forschungsergebnisse zu den gesundheitlichen Vorzügen des heimischen „Superfoods". Zahlreiche Rezepte runden den praktischen Ratgeber ab.

96 Seiten, vierfarbig, Paperback (15 x 21,5 cm)
Reihe VAK VITAL: ISBN 978-3-86731-180-9

Bettina-Nicola Lindner:

Kurkuma

Entzündungshemmer, Zellschutz, Schlankmacher

Leseprobe: www.vakverlag.de

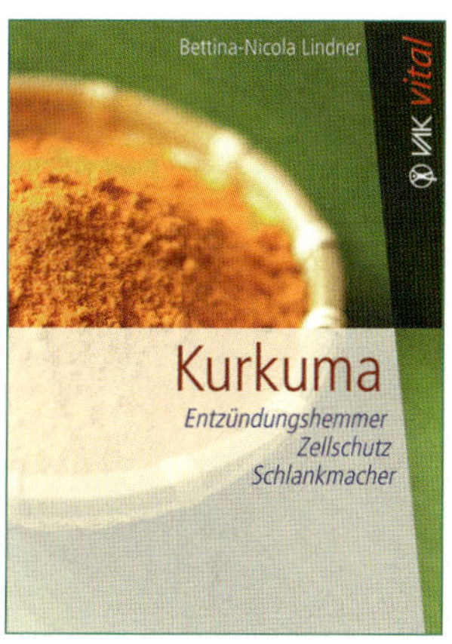

Sowohl in der ayurvedischen als auch in der traditionellen chinesischen Medizin wird Kurkuma seit Jahrtausenden als Heilmittel verwendet. Kurkumin ist die Substanz der Kurkuma-Knolle, die dem Gewürz seine orange-gelbe Farbe verleiht. Doch Kurkumin ist mehr als ein Farbstoff! Viele Studien belegen die vielfältigen Wirkungen der „Zauberknolle" bei Entzündungen, Herz-Kreislauf-Erkrankungen, Tumoren und Alzheimer. Kurkuma kann zur Vorbeugung und Behandlung vieler Beschwerden und Erkrankungen eingesetzt werden. Mit Rezepten und Tipps zur Dosierung.

96 Seiten, vierfarbig, Paperback (15 x 21,5 cm)
Reihe VAK VITAL: ISBN 978-3-86731-150-2

Bettina-Nicola Lindner:

Xylit – der ideale Zucker

Gesund für Zähne, Stoffwechsel und Immunabwehr

Leseprobe: www.vakverlag.de

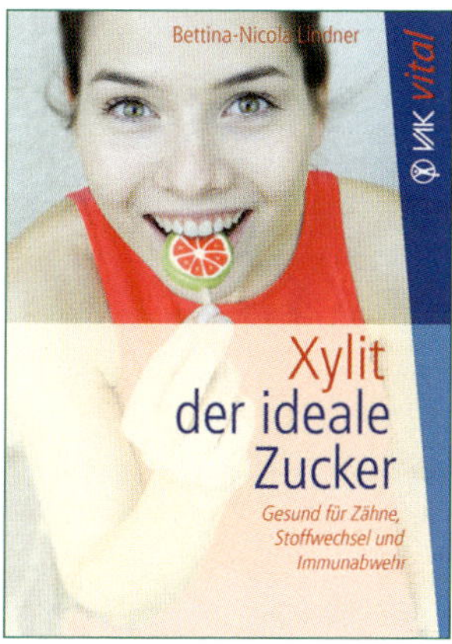

Eine echte – und gesunde – Alternative zum herkömmlichen Zucker ist Xylit (Xylitol). Der aus Birkenrinde gewonnene Zuckerersatzstoff sieht aus wie Haushaltszucker und besitzt eine vergleichbare Süßkraft – und er hat sogar 40 % weniger Kalorien als Zucker!
Wird er verstoffwechselt, schüttet die Bauchspeicheldrüse kein Insulin aus, daher ist er bestens für Diabetiker geeignet. Zahlreiche Studien belegen außerdem seine kariesreduzierende Wirkung. Der kompakte Leitfaden enthält alle wichtigen Informationen über Vorkommen, Dosierung und gesundheitsfördernde Eigenschaften von Xylit.

96 Seiten, 24 Fotos, Paperback (15 x 21,5 cm)
Reihe VAK VITAL: ISBN 978-3-86731-124-3

Abonnieren Sie unseren Newsletter (gratis) unter: www.vakverlag.de